脳卒中は99%予知できる

倉田達明

GENTOSHA

脳への血管はこうなっている

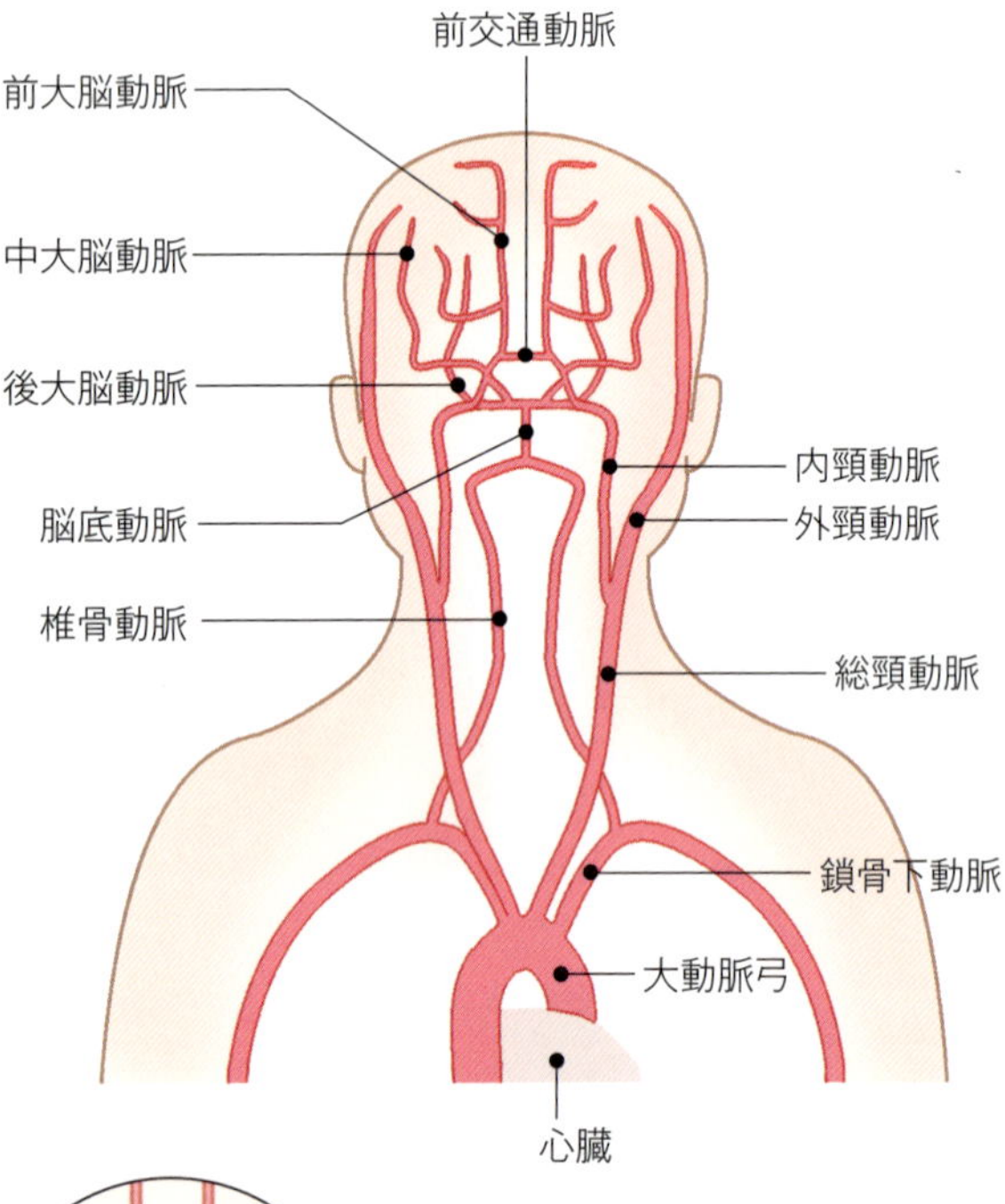

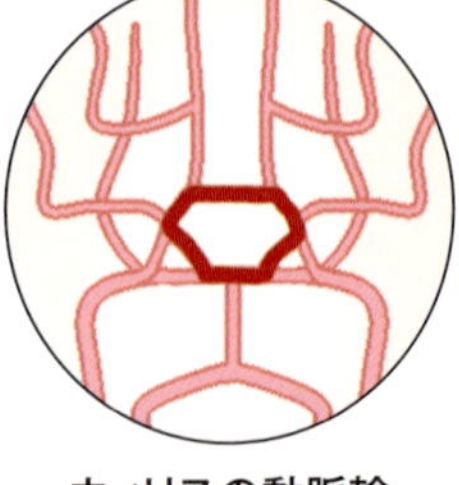

ウィリスの動脈輪

心臓から大動脈へ送り出された血液は、左右2本の総頸動脈を経て、外頸動脈と内頸動脈に枝分かれする。左右の鎖骨下動脈から分かれた2本の椎骨動脈は1本になって脳底動脈となり、2本の内頸動脈と輪のようにつながっている（ウィリスの動脈輪）。

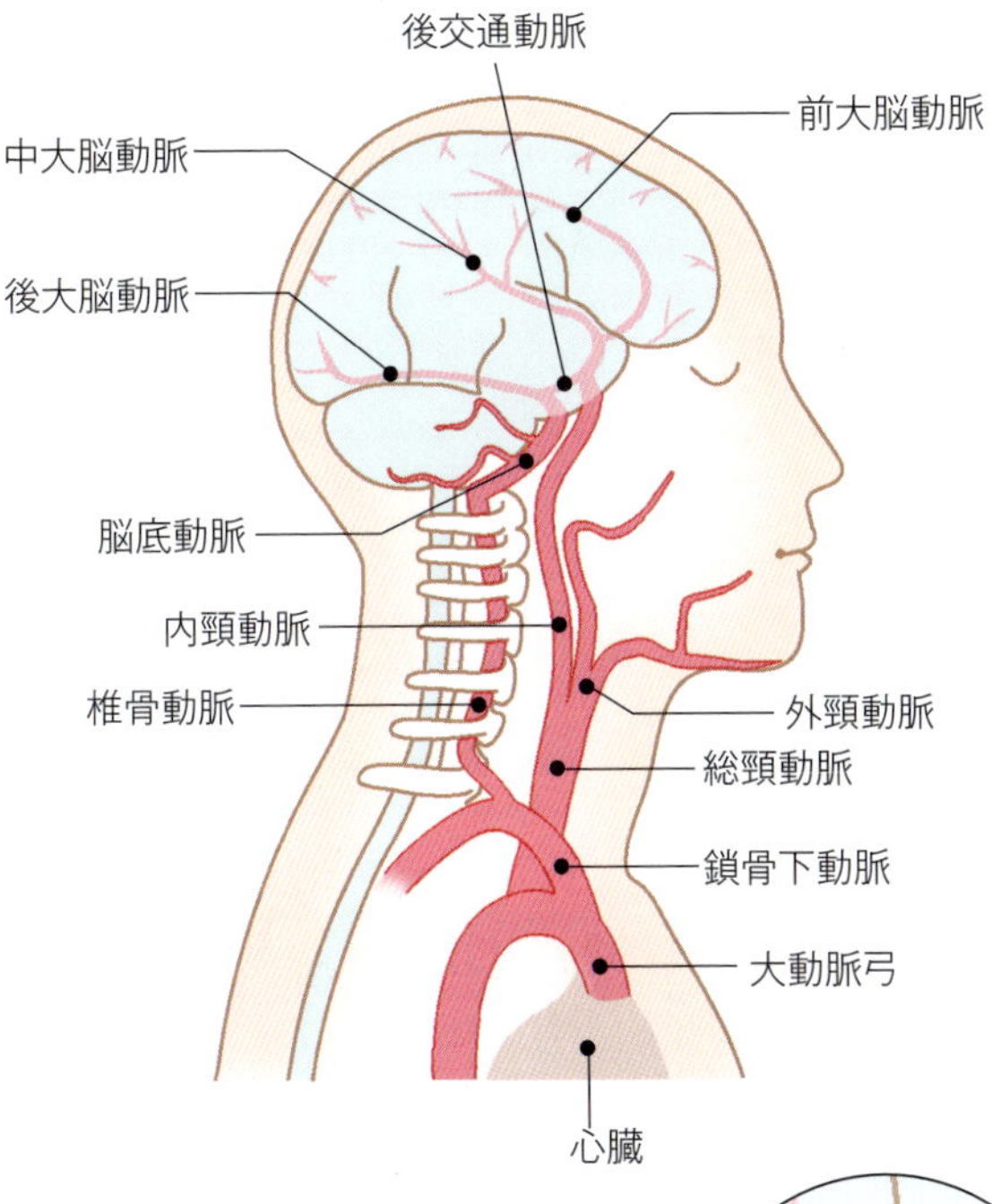

首の後ろ側を走る2本の椎骨動脈がいっしょになった脳底動脈と、前側を走る内頸動脈を交通動脈がつないでいる。心臓からそこまでの血管のどれかの血流が低下しても、脳に入る血液を確保するためのしくみだが、そのぶん頸動脈に狭窄があっても症状が現れにくい。

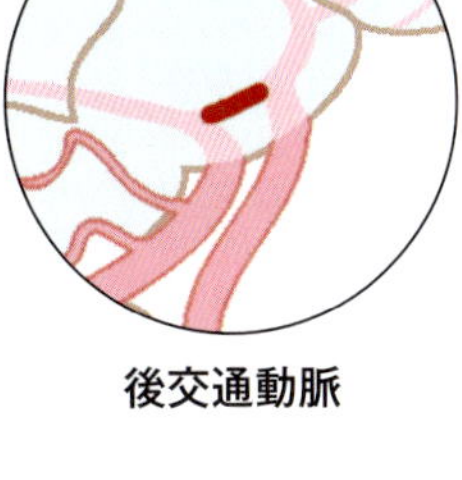

後交通動脈

頸動脈エコーでここまでわかる動脈硬化

Bモード法

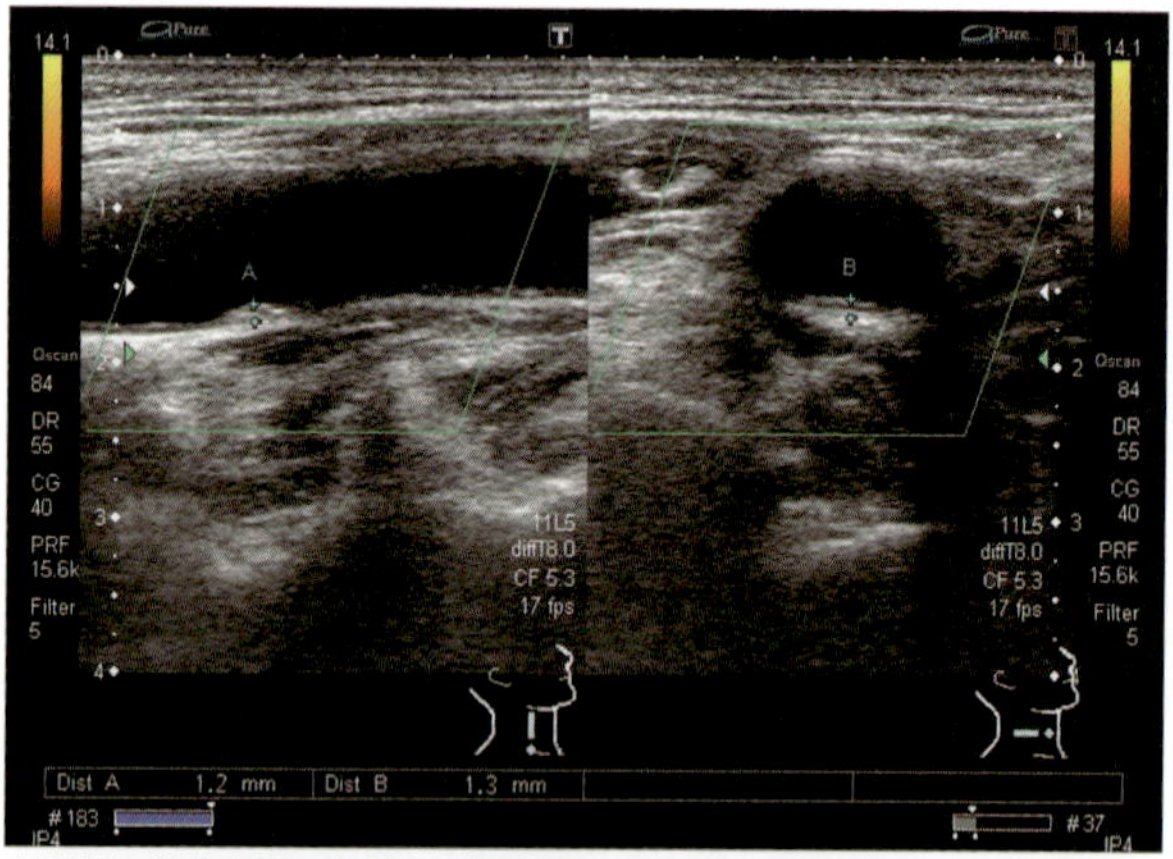

頸動脈の狭窄を調べたり、血管壁のIMT(内膜中膜肥厚)などを測定する。

パルスドプラ法　カラードプラ法

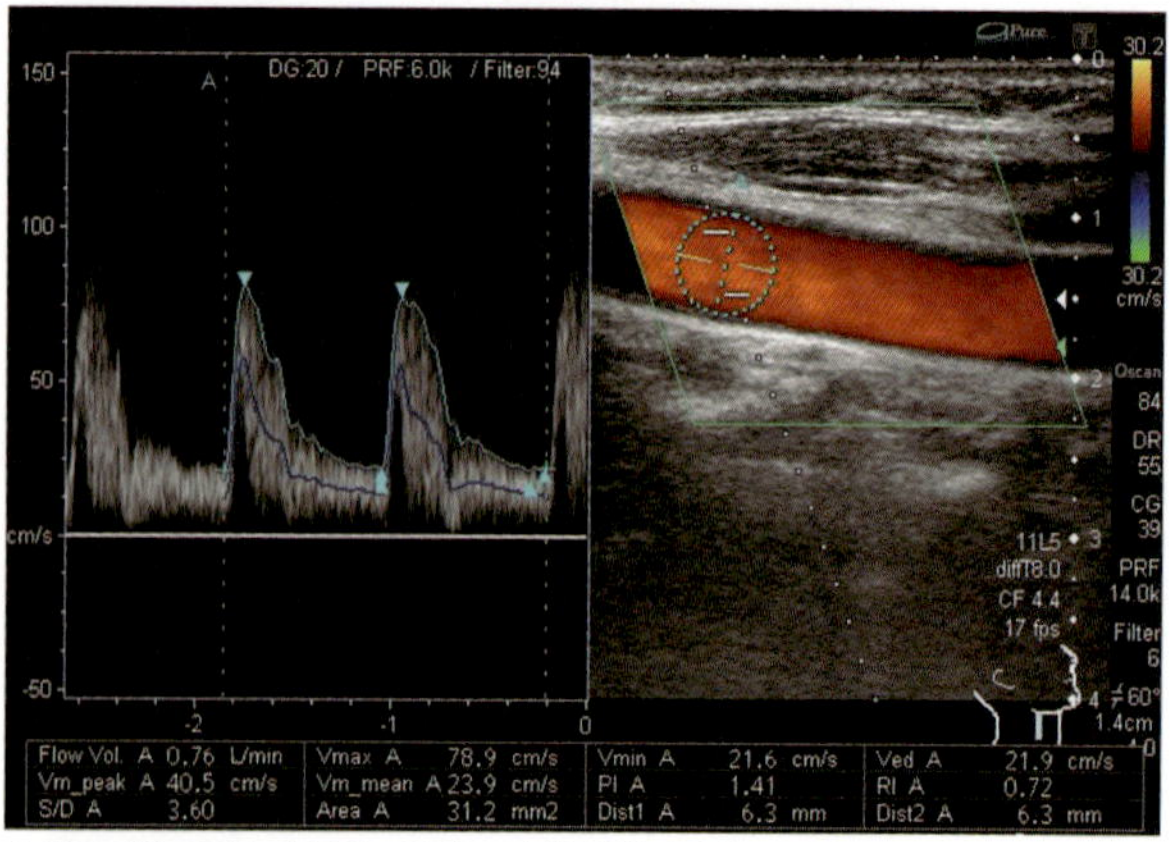

血液の流れの質（流量、流速、血管抵抗など）を調べる。

パワードプラ法

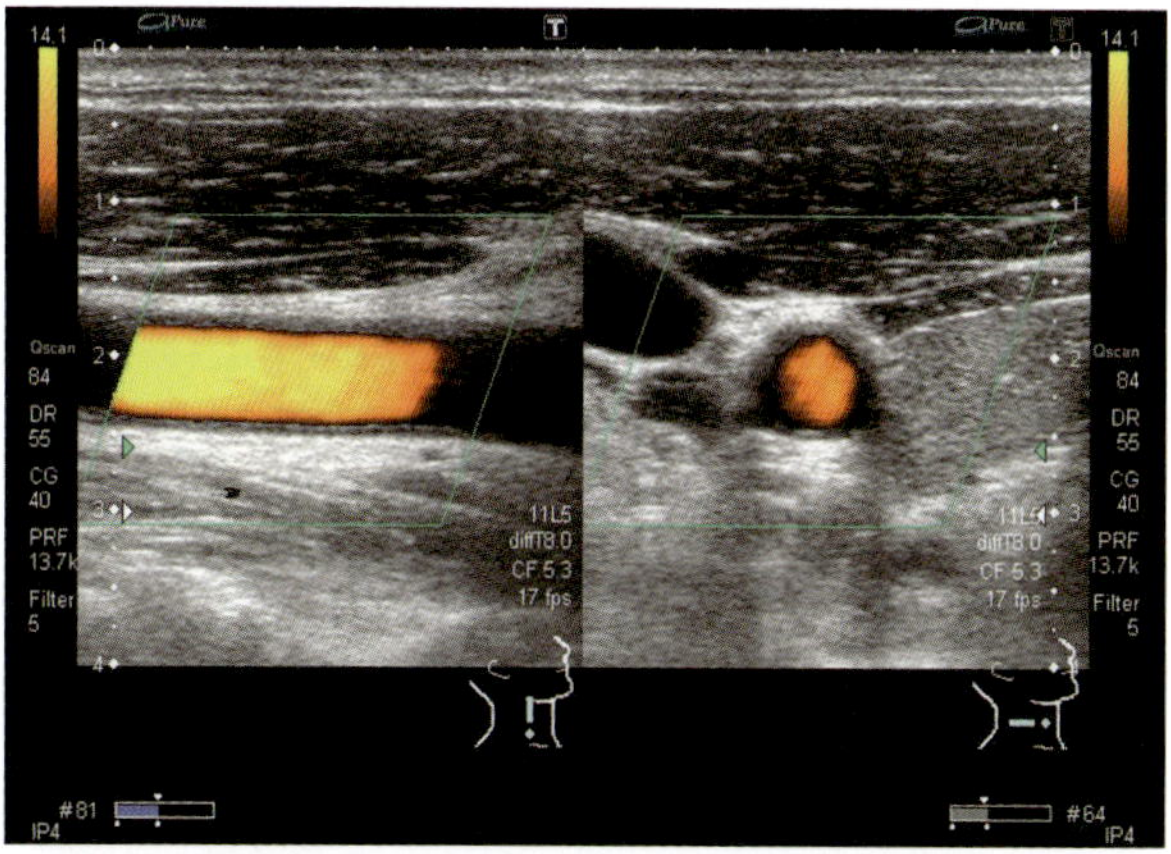

血流がカラーで表示されるため、血管壁の異常を見つけやすい。上は健康な人の総頸動脈の例。

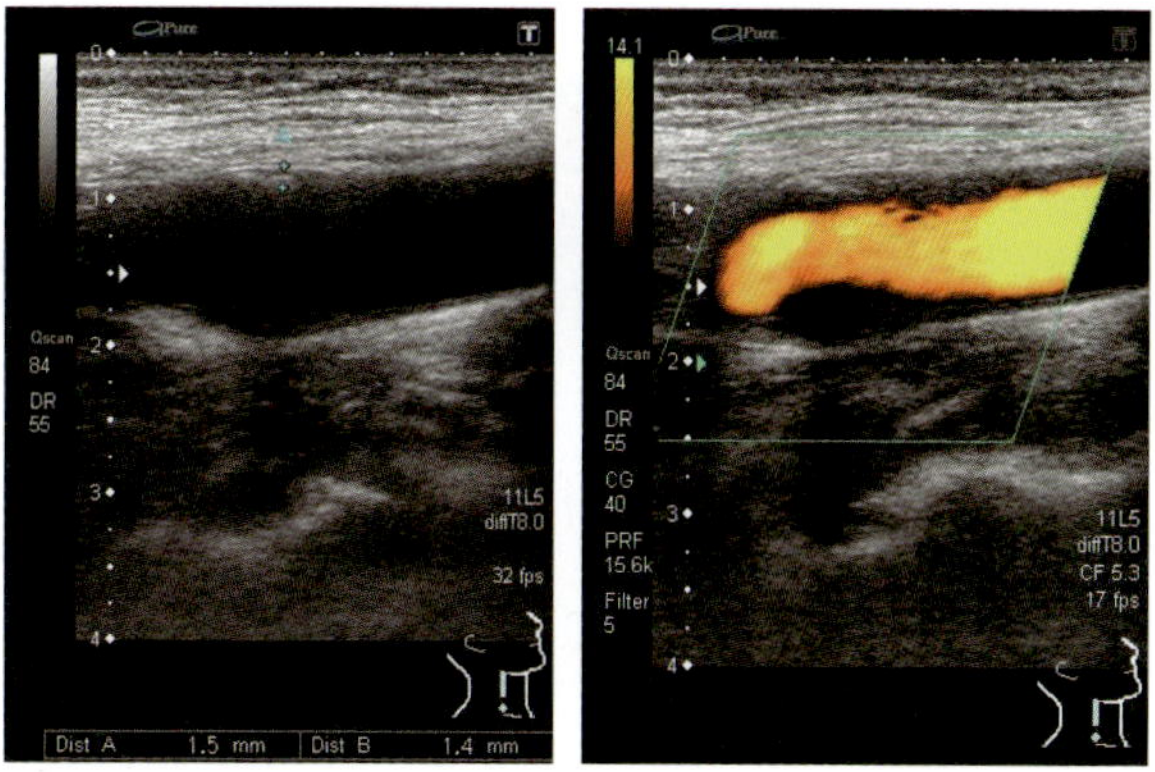

白黒のＢモード法（上の左）では見えにくい不安定プラークも、パワードプラ法（上の右）ではよりはっきりと写る。

血流の状態を知って危険を予知する

内頸動脈の流れの状態を調べると、頸動脈に異常がない人でも、脳へ行く血流が強い人と弱い人が見られる。

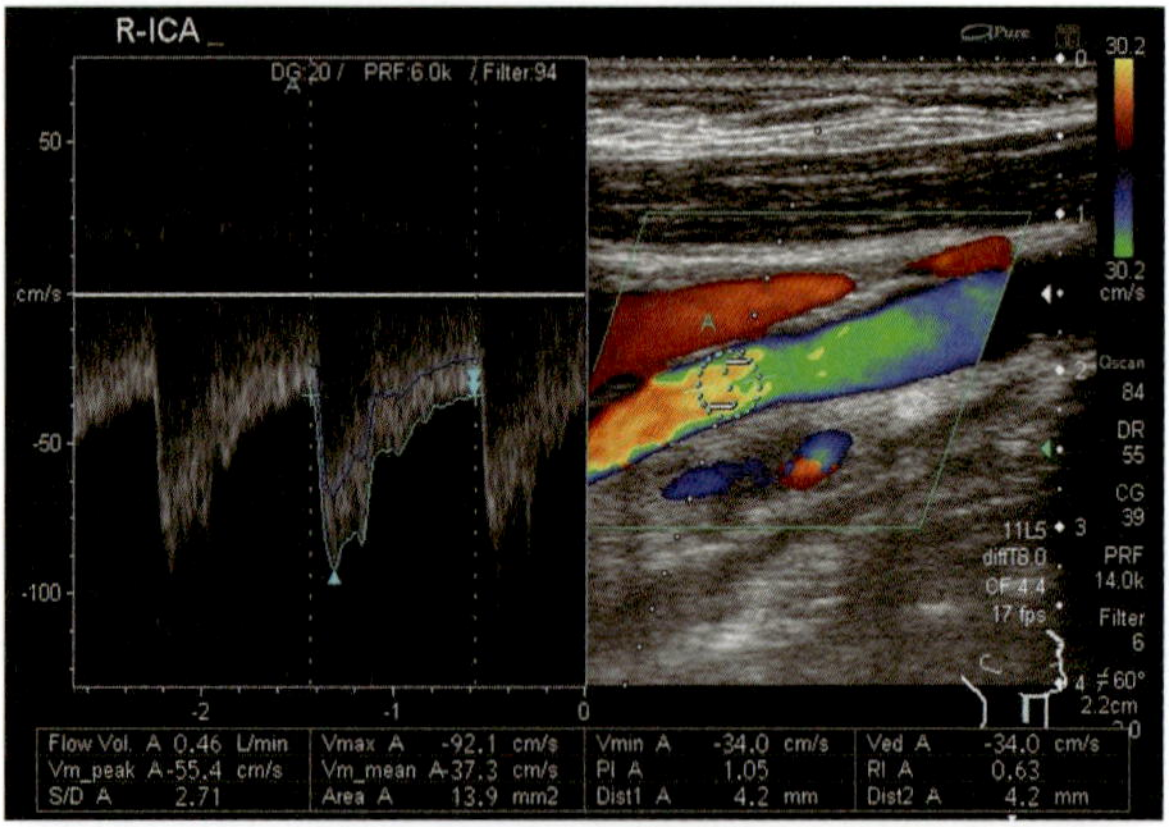

拍動が強い流れ方の例。こういう人は隠れ脳梗塞になりやすい。

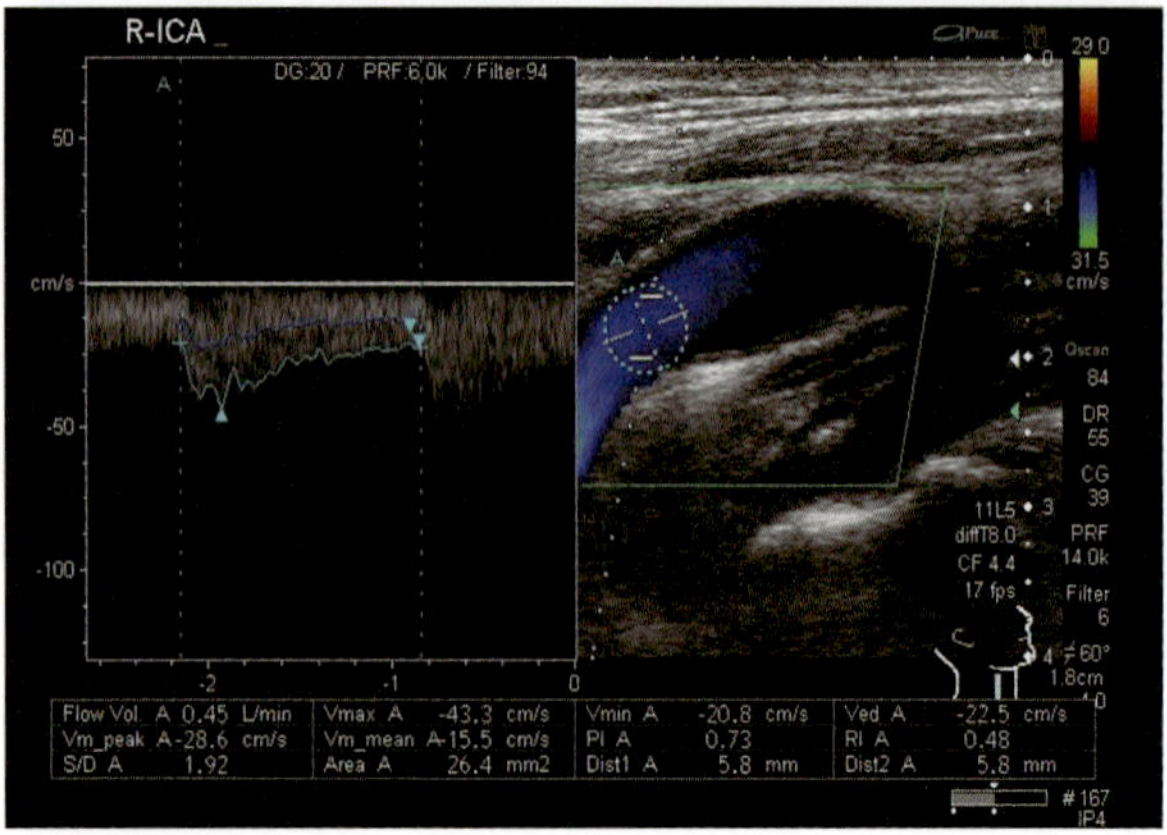

拍動が弱い流れ方の例。穏やかな血流だが、脱水などになると脳の血流が弱くなる。

赤く見えるのは強い力がかかっていることを示す。

血液の通り道が狭くなっている。

黒っぽく写るプラーク（矢印）は軟らかくて不安定な状態。

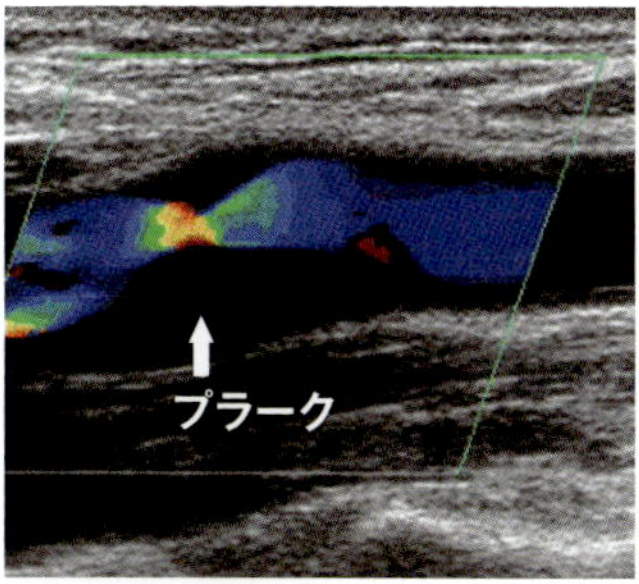
プラーク

血流の向き

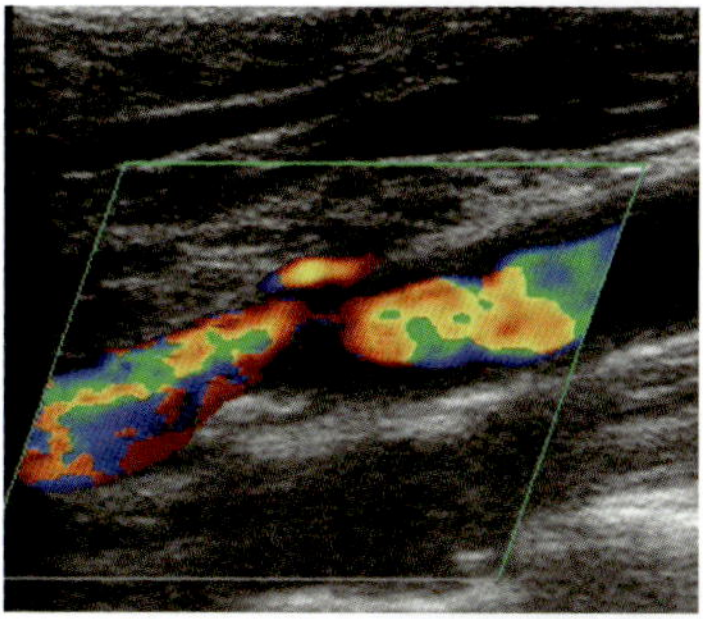

血流の向き

プラークで血管が狭窄して血液が流れにくくなり、周囲に乱流が起きている。

＊
血流に対してプラークの立ち上がり角度が大きいと、その先に乱流が起こりやすい。

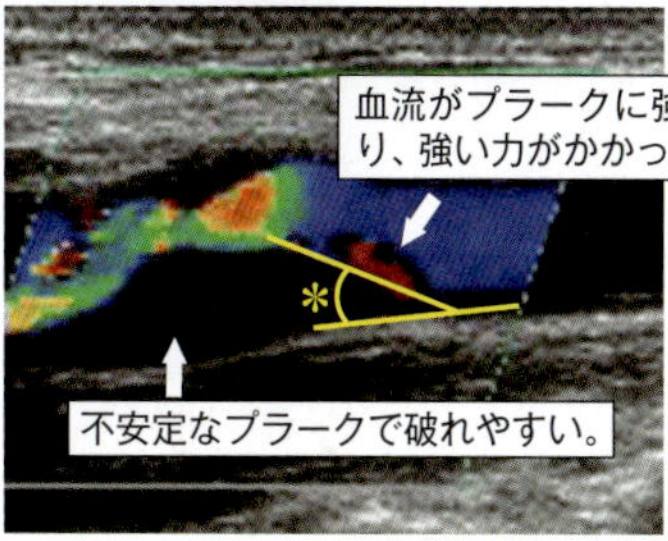
血流がプラークに強く当たり、強い力がかかっている。
＊
不安定なプラークで破れやすい。

血流の向き

いずれも脳梗塞につながりかねない危険な状態。

治療の効果も頸動脈エコーで確認

スタチン系薬剤使用前

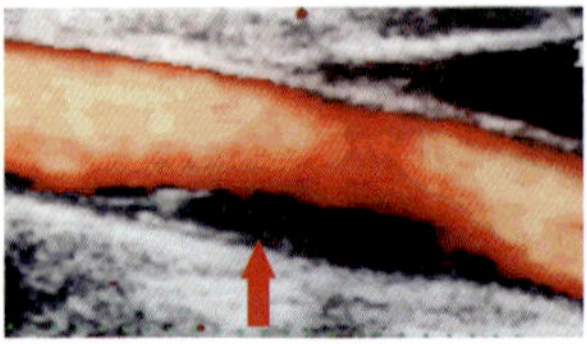

黒っぽく写るのは、コレステロールに富んだ軟らかいお粥のような不安定プラーク。

薬剤使用1年後

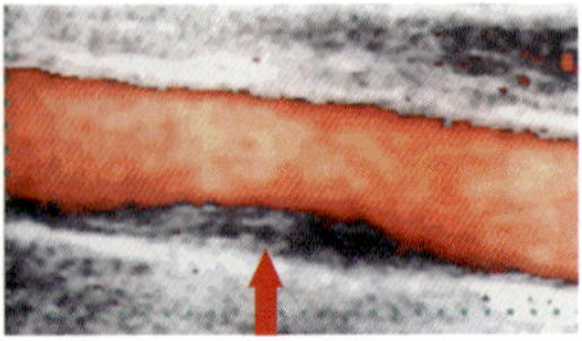

コレステロールが減って安定化したプラーク。プラークが破れにくくなれば、脳梗塞のリスクも低下する。

プラークのできはじめ

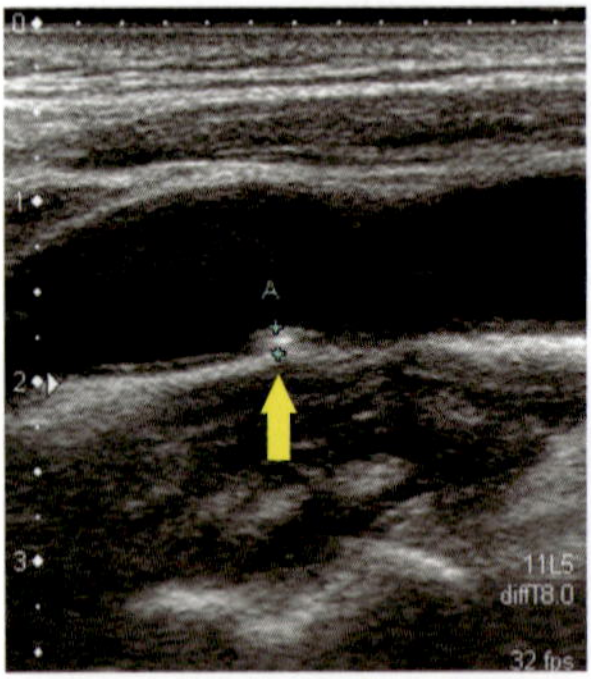

頸動脈エコーで小さなプラークのできはじめが見つかり、治療を開始した。

薬剤使用2年後

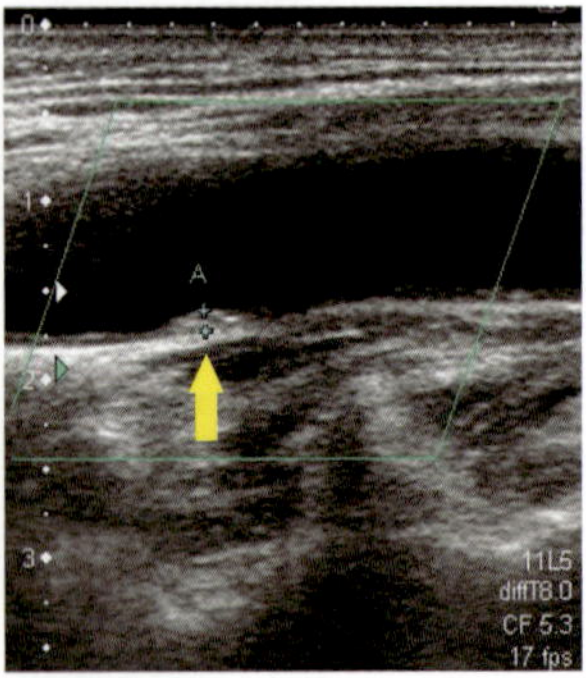

約２年後にもプラークの拡大は見られず、正常な血流が保たれている。

脳卒中は99％予知できる●目次

第1章

ある日、突然、脳卒中の本当の怖さを知る

第3章 頸動脈エコーを活用して脳卒中の予防的治療を

第4章

危険因子別 脳卒中を起こさないために知っておきたい基礎知識

第1章

ある日、突然、
脳卒中の本当の怖さを知る

父が教えてくれたサイレントキラーの怖さ

脳卒中は突然襲ってきた

今から40年前（昭和46年）のその日、医師だった父（当時62歳）は、自宅での夕食後、兄と私と医学生の弟と歓談中に、突然、左手に持っていたたばこをポロッと落としました。あれっ？　と思った瞬間、父は「ウーッ」と声を発しながら、いすからずり落ちそうになりました。その体をあわててみんなで支え、「おやじがたいへんだ！」と大声で叫びました。

その日、母は、関西に嫁いでいた妹のところへ出かけて留守にしていました。あわててお手伝いさんを呼び、居間に布団を敷いてもらいました。

「脳卒中だ」

3人でそっと抱えるようにして父を居間まで移動させ、布団に寝かせたのですが、そのときにはすでにろれつが回らなくなっていました。もぐもぐと口を動かしているものの、言葉にならず、何を言いたいのかわかりません。

左半身はすでにまひしていましたが、布団に寝かせると、私の顔のほうへ右手を差しのべ、カッと見開いて何か言いたげな目を向けました。まるで何かを問いかけるように。そして、そのまま意識がなくなりました。

まもなく右半身にもまひが現れて、刺激を加えても両側の手足がまったく動かない状態になり、呼吸が荒くなりました。そして、驚くほど大きないびきをかいた、その直後、突然、噴水のようなおう吐が始まりました。数回、おう吐した後、今度は全身のけいれんです。両手足が突っ張るようなけいれん発作を何度も繰り返し、呼吸が停止するようになりました。少しして、また呼吸しはじめたかと思うと、再びけいれん。この繰り返しが15分も続いたでしょうか。

吐いたものが気道をふさいだら、呼吸ができなくなります。当時、激しいおう吐とけいれんを伴うような脳卒中を起こした人は、多くが気道を詰まらせて亡くなっていました。私たちは必死で父の口から吐いたものをかき出し、気道閉塞を防ぐ体位を保ちながら、自宅と道路をはさんで隣接していた父の病院に、呼吸を助けるための器具を届けるように頼みました。

5分ほどで器具が届くと、ただちにチューブを気管に送り込んで気道を確保し、「バッグバルブマスク」という医療器具を用いて、手動で人工呼吸を始めました。これでやっと呼吸が管理できるようになりました。それでも全身のけいれんはおさまりません。さらに、けいれんを鎮める薬を点滴して、なんとか一命を取りとめました。

しかし、回復は見られず、発症から2週間ほどして症状が安定したところで、気管切開（のどぼとけの下あたりで気管を切開して管を入れ気道を確保する処置）をして人工呼吸器をつけました。

家族のだんらんの場だった居間は、父が倒れた日を境に「病室」となりました。当時の人工呼吸器はたいへん大きなもので、父の寝ている布団と機械だけで部屋が埋まってしまうようでした。父の場合、当時としては、医者の家だからできたこともありますが、それでも、家族の身体的、精神的な負担、そして経済的な負担は予想を超えたものでした。

現在では人工呼吸器などの医療機器も進歩し、介護サービスなども利用できるようになりましたが、それでも誰かが寝たきりになれば、家族に大きな負担を強いることは避けられません。脳卒中という病気は、患者さん本人ばかりでなく、家族の生活をもおびやかすものなのです。

植物状態となって9年間

父はその後、状態が落ち着いた折をみて病院へ移しました。半年ほど人工呼吸器を使用したのち、自力で呼吸するようになって、機械をはずすことができました。しかし、それから9年間、意識も戻らず手足も動かないまま、鼻から胃に入れたチューブで流し込まれる流動食で生き続けることになりました。いわゆる植物状態です。

母は毎朝ミキサー食を作っていました。医者でもある家族の目の前で倒れたからこそ助けることができた命でしたが、それだけに、意識も戻らないままの父を見ているのはつらいものでした。
私は、呼吸管理、感染症予防、床ずれ予防、栄養管理などについて勉強をしながら治療を続けていました。しかし、父は回復することなく、最後は敗血症を起こして、多臓器不全で亡くなりました。
今も目に浮かぶ父の姿といえば、朝から晩まで働いているものでした。

介護が必要になった原因

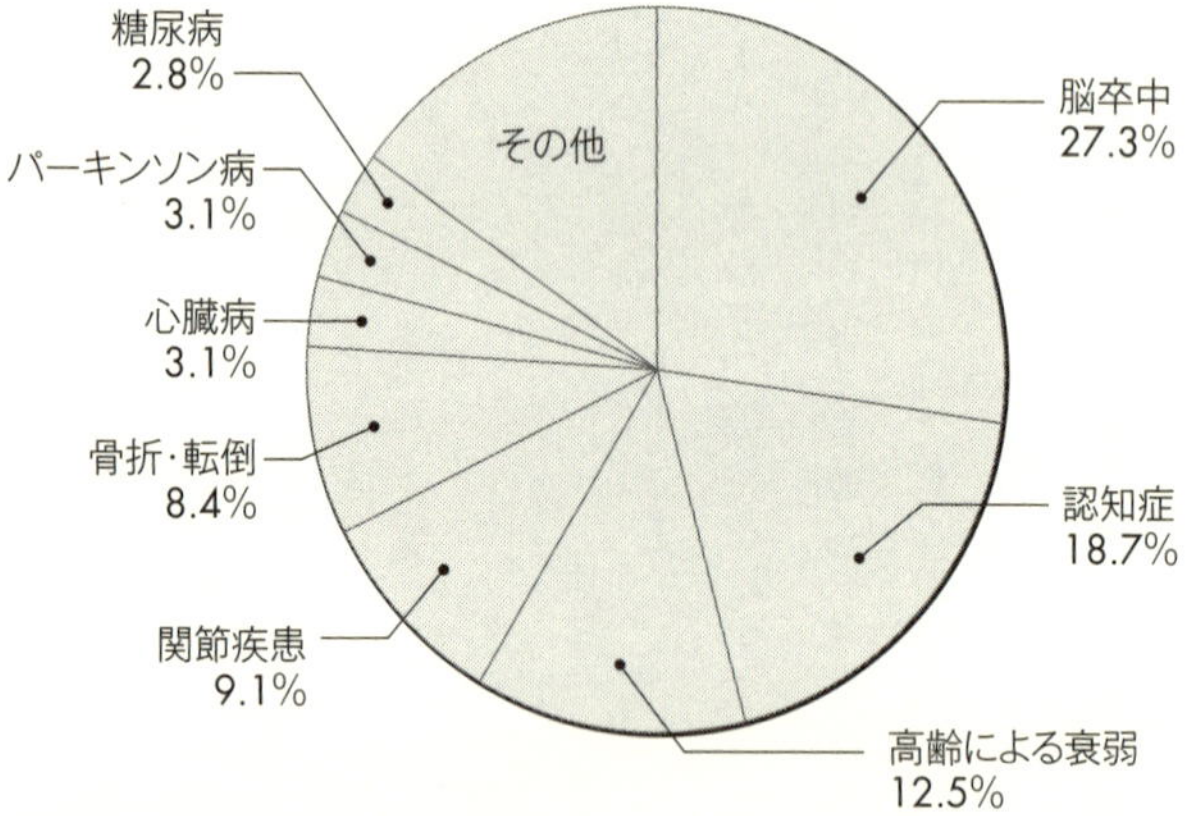

介護が必要となった主な原因をみると、「要介護者」全体では脳卒中が27.3%と最も多く、介護度が高くなるほど、おおむねその割合も高くなっている。

（資料：厚生労働省「平成19年国民生活基礎調査の概況」）

夜中に熱を出したと往診に呼ばれれば、次の日は昼休みに自宅に戻ってひと眠りし、また病院に戻っていくという具合です。健在のころの父は、少し太りぎみで高血圧があったものの、人一倍元気で、まさか脳卒中で倒れるなんて、医者である本人も私たちも予想だにしませんでした。

脳卒中は、ある日突然襲いかかってくる恐ろしい病気です。遺言もできない突然死につながることもあります。たとえ倒れたときには命を取りとめても、父のように意識が戻らないこともあります。手足のまひや言語障害など、重い後遺症を抱えることになる人も少なくありません。

起こってからでは遅すぎる。なんとか予防する方法はないものか……。

それからというもの、脳卒中の予防は私のライフワークとなりました。

始まりは動脈硬化

脳卒中はどのようにして起こるのか

日本では、1951年から80年までの30年間、脳卒中が死亡原因の第1位を占めていました。私ばかりでなく、肉親を脳卒中で亡くしたり、身近な人が脳卒中を経験したりという人も多いはずです。でも、どんな病気か、知っているでしょうか？　知っているのは怖いということだけ？　それでは、防ぐことはできません。

予防の話をする前に、そもそも脳卒中はどうして起こるのか、それをお話ししておきましょう。

脳卒中とは、脳の血管が破れたり詰まったりして起こる病気の総称です。脳卒中には、脳の血管が破れる「脳出血」と「くも膜下《まくか》出血」、脳の血管が詰まる

「脳梗塞《こうそく》」などがあります。

脳出血で脳の血管が破れると、血液がたまって固まり、周囲の脳細胞が圧迫破壊されます。くも膜下出血では、脳の血管にできたこぶ（脳動脈瘤《りゅう》）が破裂して、広がった血液で脳が圧迫されます。この圧迫破壊によって、脳の一部の細胞が死んでしまいます。脳梗塞の場合は、脳の血管が詰まってその先へ血液が送られなくなるために、酸素や栄養が届かなくなって脳細胞が死んでしまいます。

脳は部位によってそれぞれ違う働きをしているので、一部の細胞が死んでしまうと、その部分が担っていた機能が失われて、片側の手足がまひしたり、言葉が出なくなったりと、さまざまな症状が現れます。

私の父は、脳出血でした。当時は一般に「脳いっ血」と呼ばれていました。脳の画像診断などほとんどできない時代ですから、何が起きたのか、原因のわからないままの脳卒中も少なくありませんでした。

日本では、昔は脳出血が多かったのですが、近年は脳梗塞が増え、脳卒中全体の7割以上を占めるようになっているといわれます。

脳梗塞は、起こり方によって、次の3つのタイプがあります。

▼ラクナ梗塞

脳内の細い血管の動脈硬化によって起こるものです。血管に高い圧力がかかり続けたために血管壁が徐々に厚くなり、血液の通る内腔《ないくう》が狭くなって、最終的に詰まってしまいます。

脳細胞が死んでしまう部分は小さいので、一般に症状は比較的軽く、なかにはほとんど現れないこともあります。ただし、何度も繰り返して、死んだ部分が多くなると、しだいに脳の機能が低下して認知症につながることもあります。

▼アテローム血栓性脳梗塞

脳に血液を送り込むもっと太い血管の動脈硬化によって起こるものです。動脈の壁にコレステロールなどがたまってできた「プラーク（粥腫《じゅくしゅ》）」が破れて血栓（血液のかたまり）が生じ、そのまま脳の血管をふさいでしまったり、脳へ血液を送っている頸《けい》動脈などでできた血栓がはがれて流れていき、脳の血管を詰まらせたりします。

脳の太い血管が突然詰まると、血液が届かなくなって広範囲の脳の組織が死んでしまうため、症状も重くなります。脳梗塞のなかでも、最近、日本で増えてきているのがこのタイプです。

▼心原性脳塞栓《そくせん》症

心臓に原因があって起こるもので、心臓内でできた血栓が血流にのって流れていって脳の血管を詰まらせます。多くは不整脈のひとつである「心房細動《しんぼうさいどう》」という心臓の病気が原因で起こります。心臓内で血液が滞って大きな血栓ができやすいため、

脳卒中の分類

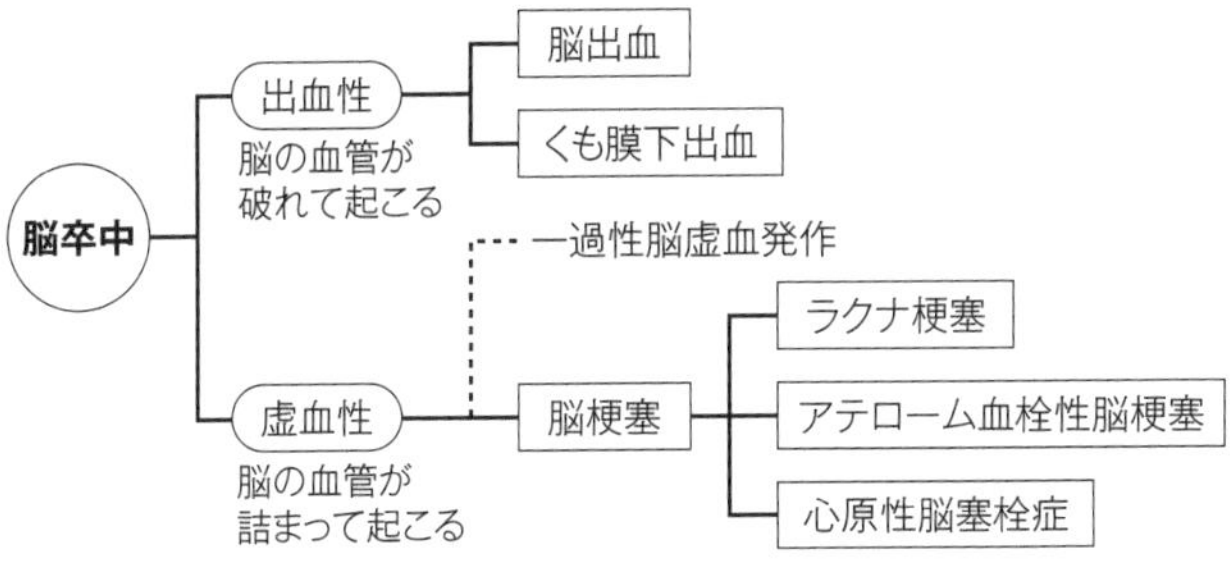

脳卒中は、脳の血管が破れて出血するために起こるもの（出血性）と、血管が詰まって血流が途絶えることによって起こるもの（虚血性）に大きく分けられ、その起こり方によって上のように分類されている。

脳梗塞としては最も重症になりやすいタイプです。巨人軍元監督の長嶋茂雄さんを襲ったのが、このタイプの脳梗塞でした。

心房細動の発作が長時間続くような人では、不整脈としての治療に加え、脳梗塞を引き起こす血栓ができるのを防ぐ治療が大切になります。

背後にひそむ動脈硬化

脳卒中の多くは、その背景に動脈硬化があります。動脈硬化を起こした血管の壁は厚くもろくなっており、血管の内腔が狭くなって、血管壁は破れたり血栓ができたりしやすい状態になっています。

脳卒中はある日突然起こりますが、その何十年も前から、動脈硬化はひそかに進行しているのです。

動脈硬化は、誰でも加齢とともに少しずつ進んでいきますが、高血圧や糖尿病、脂質異常症（高脂血症）などの生活習慣病があると進みやすくなります。こうした病気はふだんこれといった自覚症状がありませんが、動脈硬化を促進してしまうことで、脳卒中や心筋梗塞などの動脈硬化による病気を起こしやすくするのです。まさに音もなく忍び寄り、ある日突然命をおびやかすことから「サイレントキラー」とも呼ばれています。

父が倒れてから40年たって、脳卒中の死亡率は下がってきていますが、脳卒中自体が減ったわけではありません。命を救うことはできても、一度死んだ脳細胞が蘇《よみがえ》らないのは今も同じです。

いっぽうで、動脈硬化を促進する生活習慣病はむしろ増えています。高血圧、糖尿病、脂質異常症などの検査は広く行われるようになり、早期に見つかることが多くなりました。治療法も進歩しています。それでも、何か起こるまで症状がないだけに、危険を自覚しにくく、必要な治療を受けていない人が少なくありません。

放っておけば、動脈硬化が進み、ある日突然、脳卒中に襲われかねない状況であっても、それを知らずにいるのです。

動脈硬化はこうして進んでいく

脳や腎臓の細い血管から傷みはじめる

動脈硬化は、目に見えない細い血管（細小血管）の障害から始まります。

心臓から送り出された血液は、大血管（正常の太さは約2・5㎝）からしだいに分かれて細くなり、最後に細小血管（正常の太さは30㎛〈マイクロメートル〉）へと流れていきます。脳も、心臓や腎臓などの全身の臓器も、最終的にはこの細小血管から酸素や栄養を与えられているのです。この細小血管が傷みはじめることが、動脈硬化の発端となります。

細い動脈は血流によって血管壁にかかる力、つまり「血圧」の影響を受けやすいため、高血圧が動脈硬化の主な原因となります。こうした動脈硬化が特に起こりやすいのは、脳内や腎臓内、心臓の筋肉内、目の奥の眼底の細動脈などです。

細小血管が障害されて微小な閉塞や出血が起きても、すぐには症状が出ないことも多いのですが、いくつも重なっていけば、長年のうちには確実に臓器の機能が低下していきます。

また、細小血管は大血管の壁にも血液を送っているので、細小血管に障害が起こると太い血管の壁も傷んできます。太い血管の壁の筋肉（平滑筋《へいかっきん》）を養う酸素や栄養は、内側の3分の1を直接血液中から、外側の3分の2を細小血管から得ているといわれています。

血管内皮細胞が傷つくと血栓ができやすくなる

いっぽう、脳動脈や頸動脈、心臓の壁の筋肉（心筋）に血液を送っている冠《かん》動脈、腎臓に血液を送っている腎動脈など、中ぐらいの太さの動脈によく起こるのが、「粥状《じゅくじょう》硬化（アテローム性硬化）」と呼ばれるタイプの動脈硬化です。

31ページの図のように、動脈壁は内膜、中膜、外膜の3層からなり、内膜のいちばん内側は、石畳のように敷き詰められた1層の細胞でおおわれています。これが「血管内皮細胞」です。この細胞からは、血流をよくする物質や血栓をできにくくする物質が分泌されて、血管を守っています。さらに、血液中の成分が血管外に漏れ出さないようにする働きもあります。

しかし、高血圧のために血管内を流れる血液の圧力が強くなったり、脂質異常症や糖尿病で血液の粘り気が強くて流れにくくなったりすると、血管内皮細胞にダメージを与え、血管を守る働きも低下してしまいます。喫煙などで血液中の白血球が増えている人では、白血球が出す活性酸素が血管内皮細胞を傷つけることもあります。

白血球は血管内をゴロゴロと小石が転がるようにして、活性酸素を出しながら流れています。細菌などが侵入したときには、この活性酸素で攻撃して撃退するためです。しかし、困ったことには、この活性酸素が血管内皮細胞も傷つけてしまうのです。

血管内を流れている白血球が多いほど、血管の内皮細胞は破壊されやすくなります。ちなみに、健康診断で白血球数が増加している人の多くは喫煙者です。白

動脈壁の構造と動脈硬化の起こり方

動脈壁の構造

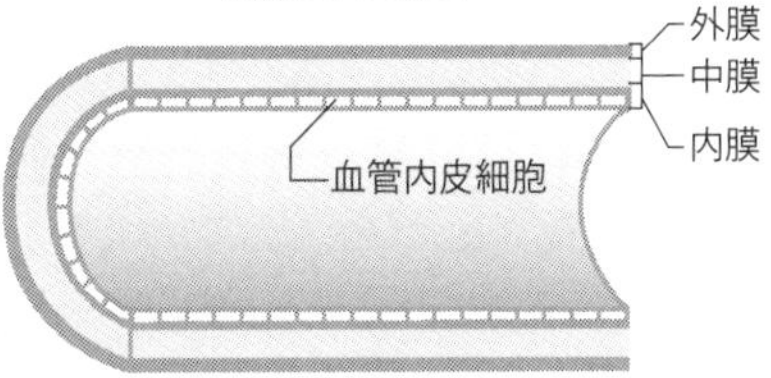

動脈の壁は、内側から「内膜」「中膜」「外膜」の3層構造になっている。内膜のいちばん内側は「血管内皮細胞」がおおっていて、血管を守る働きをしている。

動脈硬化の起こり方

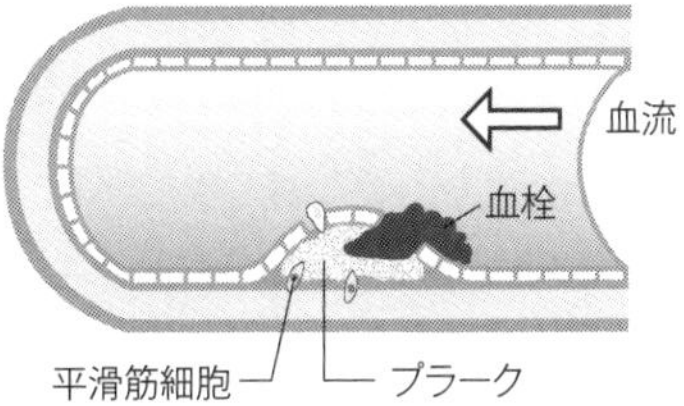

血液の流れが強いと血管内皮細胞が傷つき、そこに血液中の血小板が集まってきて血栓ができはじめる。また、中膜の平滑筋細胞が増殖したり、細胞と細胞をくっつけている基質のたんぱく質が増えたりして、血管壁が厚く硬くなる。さらに、内皮細胞のすき間からコレステロールが内膜に取り込まれてたまっていき、粥腫（プラーク）が形成されて盛り上がる。これらがさまざまに重なって、内膜がしだいに厚くなり、血管の内腔が狭くなっていく（狭窄）。

血球数が1万／μl（マイクロリットル）以上になっている人もしばしば見受けられます。これは、細菌感染を疑わせるような数値です。喫煙は、慢性的に活性酸素を増加させて血管内皮細胞を傷つけているのです。

こうして、血管内皮細胞が障害されると、坂道を転がるように範囲が拡大され、動脈硬化は進んでいきます。血管内皮細胞が傷つくと、まず、血液中の血小板がそこに集まってきます。血小板とは、血管が傷ついて出血が起きたときに、止血や血管壁の修復に役立つ働きをする小さな血球です。集まった血小板は、互いにくっついてかたまりをつくります。けがをしたときに出血を止める大切な働きですが、血管内ではそれが血栓の始まりにもなってしまいます。

高血圧と動脈硬化の悪循環

さらに、傷ついた血管内皮細胞は、細胞を増殖させる物質（増殖因子）をつくりだします。この増殖因子が、血管壁の中膜にある平滑筋細胞を内膜側に引き込んで増殖させ、血管壁を厚くしてしまいます。

また、血管壁の細胞と細胞をくっつけている基質は主にたんぱく質からできていますが、血管内皮細胞が障害されると、このたんぱく成分も増えだして、基質部分が厚くなり、血管が硬くなってしまいます。

こうして血管壁が厚く硬くなった動脈は、血流に対する抵抗が強くなり、ますます血圧が上がってしまいます。高血圧があると動脈硬化が進み、動脈硬化がさらに血圧を上げるという悪循環になりやすいのです。高血圧の影響は、動脈硬化性の病気のなかでも、とりわけ脳卒中の発症に強くかかわっているといわれています。

血管壁に脂肪がたまってプラークができてくる

動脈の内壁に石畳のように敷き詰められた血管内皮細胞は、正常な状態では細胞と細胞の間にすき間がないのですが、傷ついて炎症が起こるとすき間が生じ、そこからコレステロールなどが血管壁の内膜に取り込まれてたまっていきます。これが血管の内側に盛り上がったプラークです。

悪玉と呼ばれるＬＤＬコレステロールが高い人は、血管壁にコレステロールがたくさん運ばれるので、プラークも大きくなりやすいといえます。

粥状硬化では、これまで述べてきたように、血管内皮細胞が傷つくことから、「血栓ができる」「平滑筋が増殖する」「プラークができる」など、いくつもの異常が重なって、内膜が徐々に厚くなり、血管の中が狭くなっていくと考えられています。

プラークはいわば脂肪のかたまりですから、軟らかくて、強い力が加わると破れて中身がとび出し、血栓が血管をふさいだり、一部がはがれて流れていき、もっと細い血管を詰まらせたりすることがあります。こうして脳の血管が詰まったのが脳梗塞です。同様に冠動脈が詰まれば心筋梗塞が起こります。

プラークが破れる代表的な原因が血圧の急上昇です。睡眠中にたびたび呼吸が停止する睡眠時無呼吸症候群、早朝高血圧などコントロールがうまくできていない高血圧、特殊な例として起立性高血圧（糖尿病などに多い自律神経障害）などの病気が該当します。このほか、息が切れるほどの激しい運動や、重いものを持ち上げるとき、腹部肥満の人が前かがみでいる状態、精神的ストレス（過重労働も含む）、瞬間的に力を入れるスポーツ（ゴルフ、ボーリング、テニスなど）や作業なども原因になります。

また、血流がよどんでしまうのも、血栓ができやすくなって脳梗塞の引き金になります。主な原因としては、心不全、糖尿病、脂質異常症、むくみ、脱水症（下痢、おう吐、発熱時な

急激な血圧上昇の原因と血流がよどんでしまう原因

急激な血圧上昇の主な原因

1　睡眠時無呼吸症候群
2　早朝高血圧も含めてコントロール不良な高血圧
3　起立性高血圧（糖尿病などに多い自律神経障害）
4　息が切れてしまうほどの強い運動、重い荷物を持ち上げて踏ん張っているとき（便秘で踏ん張るのも注意）
5　腹部肥満の人が下向きに前かがみでいる状態（草むしりなど）
6　精神的ストレス（過重労働もここに当てはまると考えられる）
7　瞬間的に力を入れる各種スポーツおよび作業

血流がよどんでしまう主な原因

1　心不全
2　糖尿病
3　脂質異常症
4　むくみ
5　脱水症（下痢、おう吐、発熱時など）

ど）があります。

危険因子が重なるほど動脈硬化が進みやすい

誰でも加齢とともに、ある程度の動脈硬化が起こるのは避けられません。ただ、高血圧をはじめ、脂質異常症、糖尿病、喫煙、肥満やメタボリックシンドローム、高尿酸血症・痛風などはその進行を速めます。脂質異常症では、ＬＤＬコレステロールや中性脂肪は値が高い場合に、ＨＤＬコレステロールは値が低い場合に、動脈硬化が進みやすくなります。糖尿病では、血糖値が正常より少し高めの「耐糖能異常」のうちから危険因子と考えます。

なお、両親や兄弟などに心筋梗塞や脳卒中を起こした人がいるような家族歴がある場合も、危険因子として注意が必要です。

こうした危険因子が重なるほど、動脈硬化は進みやすくなります。ここがポイントです。危険因子をいくつもかかえている人は、その数を減らすことを考えましょう。加齢や家族歴など、自分では避けようのないものもありますが、喫煙によるリスクは禁煙によって取り除くことができますし、高血圧などの生活習慣病は治療でリスクを下げることができます。危険因子をもつ人は、減らせるリスクを減らすことが、脳卒中や心筋梗塞などの予防につながります。

あわせて、動脈硬化が進んでいないかをチェックして、危険を知ることが大切です。動脈硬化はある日突然起こるわけではありません。動脈硬化の進行度を把握して、脳卒中や心筋梗塞の危険が差し迫っているのを予知できれば、先手を打って未然に防ぐ治療もできるのです。

動脈硬化の危険因子

主要危険因子	その他の危険因子
・高LDLコレステロール血症	・高中性脂肪血症
・高血圧	・肥満
・糖尿病(耐糖能異常を含む)	・メタボリックシンドローム
・喫煙	・高尿酸血症・痛風
・加齢(男性45歳以上、女性55歳以上)	・ストレスを感じやすい性格
・冠動脈疾患の家族歴	
・低HDLコレステロール血症	

脳卒中の危険は画像で見ないとわからない

脳卒中は発症直前でも無症状

動脈硬化が進んで血管が狭くなっても、通常、血管の狭窄率《きょうさく》が75％を超えないと、血流障害による症状は現れません。頸動脈では、90％狭窄していても自覚症状がないことさえあります。ここが怖いところです。

２ページの図のように脳に行く血管は、頸部では左右の内頸動脈と左右の椎骨《ついこつ》動脈の計４本あります。この４本の血管は、脳へ入る直前にある交通動脈で左右が連絡して、脳循環が乱れないように保つしくみになっています。このため、１本の血管がかなり狭くなっていても症状が出にくいのです。しかし、１本でも詰まってしまえば、その血管がかかわる領域に脳梗塞を起こします。

心臓の冠動脈の動脈硬化であれば、ふだんから胸痛や息切れなどの狭心症の症状が比較的現れやすく、これが心筋梗塞の危険を知らせるサインともなります。しかし、脳卒中の場合は、ふだんはまったく無症状で、突然に起こることが多いのです。症状がないから安心というわけにはいきません。

検査値だけでは動脈硬化の実態をつかめない

動脈硬化のリスクを決定する大きな要因が、高血圧や脂質異常症、糖尿病などの生活習慣病です。

これらもほとんど無症状なだけに、リスクを把握するには検査が重要になります。ただ、健康診断で行われている肥満度や腹囲、血圧、血液検査や尿検査だけでは、危険因子があることはわかっても、実際の動脈硬化の進行の程度まではわかりません。

血圧が同じなら、コレステロール値が同じなら、同じように動脈硬化が進むというわけでもないのです。また、どの血管に動脈硬化による変化が生じてくるかも予測できません。これは医師の経験や勘では解決できない問題です。

脳梗塞を起こしたプラークが頸動脈に見えた！

意識の戻らない父を見ていたころ、私は大学病院に勤務しながら、週に1日だけ父の病院を手伝っていました。あるとき、以前から通院していた高齢の男性が脳梗塞を起こして入院してきました。私も顔を知っている患者さんでした。

「あの元気な人が、どうしたのだろう」

そのとき、私は、ふと思いついて、腹部エコーに使っていた超音波検査の機械を使って、その患者さんの頸動脈を見てみたのです。すると、血管壁に大量のカスのようなものがたまってでこぼこになっているのが見てとれました。

「これが動脈硬化か！」

この衝撃が私の意識を変えました。頸動脈のプラークに対して直接治療する方法など何もない時代でしたが、その様子を目の当たりにしたことで、画像検査の重要性に気づく契機となったのです。

その後、内科のクリニックを開業しましたが、脳卒中につながる動脈硬化の治療には画像検査が欠かせないと考えて、20年ほど前にMRIと頸動脈超音波検査（頸動脈エコー）の機器を揃え、本格的に画像検査を導入しました。
　血管壁のプラークを観察していると、今にも破裂しそうな状況下でも何も症状が出てきません。そういう危険なプラークに対して、私は、頸動脈エコーで観察しながら内服治療によって安定化をはかり、2001年にはそれによってプラークが安定化し退縮した症例を世界に報告

内服治療によるプラーク退縮例

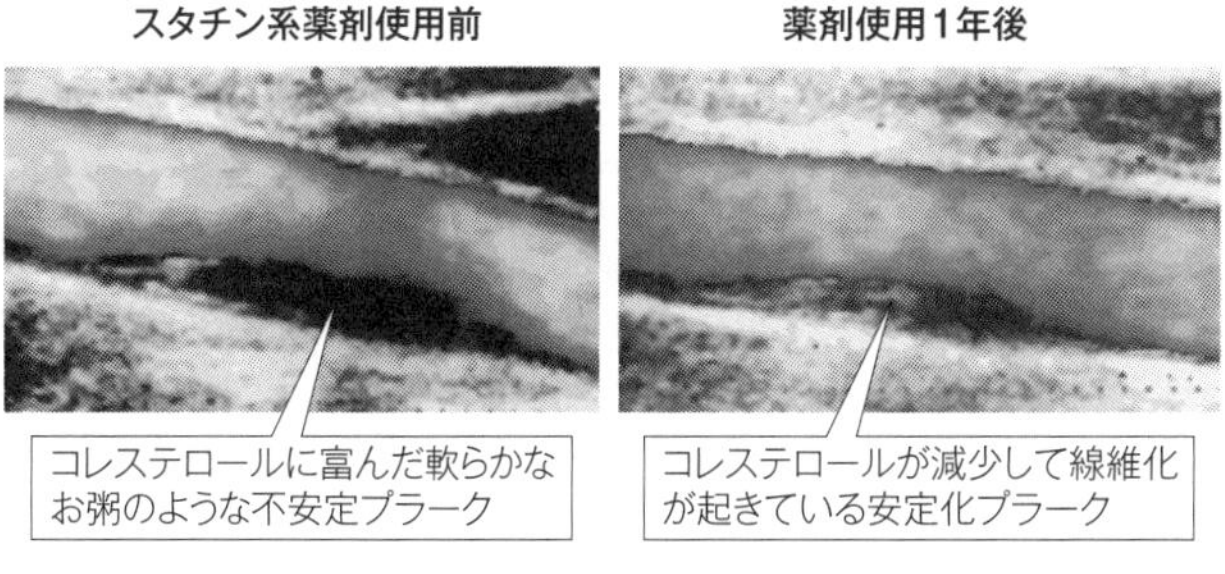

頸動脈エコーで、破裂する危険性の高い不安定なプラークが見つかった高コレステロール血症の患者（63歳・男性）の例。スタチン系薬剤を服用してもらったところ、1年後には、プラークが安定化して退縮しているのが、頸動脈エコーで確認できた。

Kurata T et,al,J.Int Med.Res.,2001(in press)

しました（41ページ写真参照）。

今では、頸動脈が詰まりかけているとわかれば、カテーテル治療で直接、血管の狭窄部を広げることも可能になっています（80ページ参照）。発症前に診断がつけば、脳梗塞を未然に防げるのです。私のクリニックではこの十数年、脳梗塞で突然倒れる患者さんは出ていません。それも、頸動脈エコーによって、プラークに対する直接的な治療の必要性を予知できることが効果をあげているためだと確信しています。

日常診療で血圧を測定したり血液検査で脂質や糖などを調べているだけでは、脳卒中の危険は予知できません。画像診断をすることで、血管内の状態を把握して、予防的治療につなげていくことが可能になるのです。

第2章

頸動脈エコーで
脳卒中の危険を予知

なぜ頸動脈エコーが大切か？

超音波検査なら簡単に安全に繰り返し行える

脳卒中の危険度を知るための画像検査には、エックス線を使うＣＴ（コンピュータ断層撮影）検査、磁気を使うＭＲＩ（磁気共鳴画像）検査やＭＲＡ（磁気共鳴血管撮影）検査、超音波を使う頸動脈エコー検査などがあります。

ＣＴ検査は、コンピュータ処理することにより、体を輪切りにしたような断層画像が得られ、普通のエックス線検査ではよく写らないような臓器も詳細に調べられます。全身を検査することができますが、特に脳の血管の異常や脳腫瘍《しゅよう》などを調べるのに向いています。

ＭＲＩ検査は、磁気の力を利用して体の断面像を写し出すもので、縦、横、斜めなど、どのような断面でも撮影できるのがメリットです。全身のどこでも検査でき、骨の影響を受けないため、エックス線検査やCTではよく撮れない臓器の診断で重要です。ただし、撮影に時間がかかり、その間体を動かさずにいなければならないので、緊急の検査などには向きません。

MRAは、MRIの装置を使って血管を写し出す検査です。脳の血管を調べる検査としては、従来の血管造影法（血管内に造影剤を注入してエックス線撮影を行う）と違って造影剤も不要で、体への負担が少ないため、脳ドックなどでも用いられています。MRAでわかるのは、主に太い血管が詰まったり細くなったりしていないか、くも膜下出血の原因になる動脈瘤（動脈のこぶ）や血管の奇形がないかといったことです。

一方、頸動脈エコーは超音波検査の一種です。超音波とは、人間の耳には聞こえない高い周波数の音波で、一定方向に直進し、何かにぶつかると反射する性質があります。その性質を利用して、体の表面から体内に超音波を発信し、体の組織にぶつかって反射してくる超音波をとらえて画像化するのです。

超音波検査といえば、健康診断などで行われる腹部エコーを受けたことのある人が多いと思いますが、脳卒中の危険を知るためには、首の左右にある頸動脈を調べます。これが頸動脈エコーです。頸動脈エコーも腹部エコーと同様の機械を使いますが、より鮮明な画像を得るために、調べたいものによって周波数の違うプローブ（超音波を発信する探触子）を使い分けています。

得られる画像としてはＣＴやＭＲＩのほうが鮮明で、脳卒中の診断には欠かせません。ただし、どちらも大がかりな機器や設備が必要で、ＣＴでは多量のエックス線を浴びることにもなるので、予防のための検査としてたびたび行うわけにはいきません。

その点、頸動脈エコーは診察室にも持ち込めるような機器で簡単に検査でき、体に害もないので繰り返し行うことができます。最近では検査機器の性能が上がって、画質の面でも差が少なくなってきていますし、疑わしいものを拾いあげるスクリーニングや経過観察などにはぴったりです。

そのため、脳卒中の危険を知るための画像検査として、私は頸動脈エコーが重要と考え、日常の診療に取り入れてきました。

超音波検査だからわかることがある

簡単にできる検査とはいえ、頸動脈エコーには、CTやMRIでもわからない、超音波検査だから得られる情報がいろいろあります。たとえば頸動脈の血管壁の状態がもっとも詳しくわかるのは頸動脈エコーなのです。頸動脈エコーでは、血管内皮細胞の状態、狭窄を起こしているプラークの性質まで調べられますが、これはCTやMRIなどの検査ではわかりません。

そして、超音波検査の大きな特徴は、動いている臓器をリアルタイムで見られることです。最近では「カラードプラ法」や「パルスドプラ法」といった表示法により、血管内を血液がどのように流れているか、血流の状態まで調べられるようになっています(口絵4ページの写真参照)。MRAでは、血管の狭窄はわかっても、血流の状態まではわかりません。

頸動脈エコーでは、こうした超音波検査の特性を生かして、脳梗塞を引き起こす原因となるような危険な徴候がないかを調べます。もし破綻しそうなプラークなどが見つかれば、プラークそのものに対する治療や経過観察を行い、脳梗塞の発症予防に役立てることができるのです。

頸動脈は見落とされがちな動脈硬化の危険ゾーン

頸動脈は心臓から送り出された血液を脳へ送る大切な血管で、大動脈から出た総頸動脈があごの下あたりで脳へ行く内頸動脈と顔へ行く外頸動脈に分岐しています（左ページのイラスト参照）。動脈硬化が起こりやすい血管のひとつで、特に分岐部あたりはプラークが生じやすく、よく狭窄が起こる部位です。

ところが、一般的な脳のMRAではここまでは調べないことが多いので、脳梗塞の原因になりやすい頸動脈のプラークを見落とすおそれがあります。脳卒中の危険を予知し、予防に結びつけるには、脳のMRIやMRAだけで安心はできません。

頸動脈エコーでは、総頸動脈から、内頸動脈と外頸動脈の分岐部あたりまで、椎骨動脈などについて、血管の内側の形状や血管壁の状態から動脈硬化の進行度を見ることができます。

かつては、日本人の動脈硬化は頭がい骨の中の動脈に起こりやすく、脳卒中の多くは脳の動脈が破れて出血する脳出血でした。しかし、食生活の欧米化などが影響してか、動脈硬化によって頸動脈が狭窄する人が増え、現在、日本では、脳卒中の多くを脳梗塞が占めるようになっています。

この20年間、日本人の脳と頸動脈の画像検査をあわせ

心臓から脳までの血管

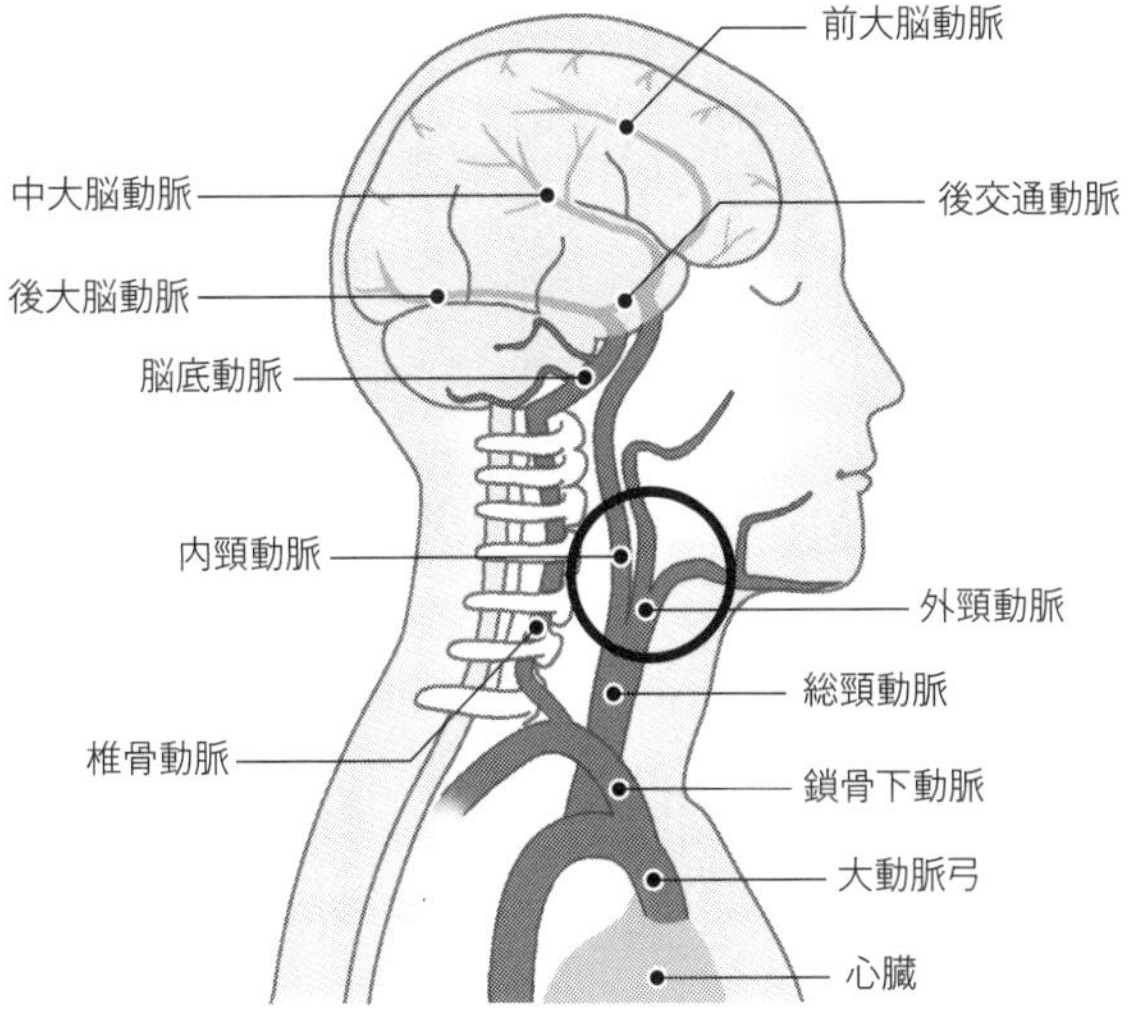

頸動脈の分岐部（図の丸で囲んだあたり）は動脈硬化が起こりやすい。

て行ってきた私の経験では、動脈硬化による変化は頸動脈によく見られるように感じています。頸動脈の検査はますます重要になってきているといえます。

頸動脈は、手で首に軽くふれると脈を打っているのがわかるように、体表から浅いところを通っていて、超音波で詳しく調べやすい血管でもあります。そのため、初期の動脈硬化をとらえて、脳卒中の危険を予知することもできるのです。頸動脈を見ることで、全身の動脈硬化の進行度もある程度は推測できるので、詳しい検査が必要なタイミングをつかみ、動脈硬化によるほかの病気の予知・予防に役立つこともあります。

頸動脈が詰まりかけても自分ではわからない

「動脈硬化は自分で気づけない」というキャッチフレーズの製薬会社のキャンペーンCMを見た人も多いと思います。実際、頸動脈エコーを日常診療に取り入れて以来、私もこのことを痛感しています。動脈硬化が進んで、いつ脳梗塞が起きてもふしぎでない状態になっても、何の症状もない人がほとんどなのです。

ケース——

Aさん（75歳・男性）は、高血圧、脂質異常症、境界型糖尿病があります。脳の障害を疑わせるような自覚症状はまったくありませんでしたが、動脈硬化の危険因子をいくつもあわせもっていることから、脳の血管のチェックのためにMRI・MRA、頸動脈エコーなどの画像検査を行いました。MRI・MRAでは脳に特に異常は見られませんでしたが、頸動脈エコーで右の内頸動脈にひどい狭窄があり、詰まりかかっているのがわかりました。

脳には左右の内頸動脈と椎骨動脈の計4本の血管から血液が送られていて、脳に入る直前に交通動脈という部分で互いに連絡しています。そのため、どれか1本の血管が狭窄して血流が低下しても、ほかの血管がバイパスとなって補われ、症状が何も現れないことが多いのです。しかし、ひとたび閉塞すれば、一気にたくさんの血栓ができて脳梗塞を発症してしまいます。

頸動脈エコーで見たAさんの内頸動脈の狭窄部には大きなプラークがあり、

頸動脈エコーで見たプラーク

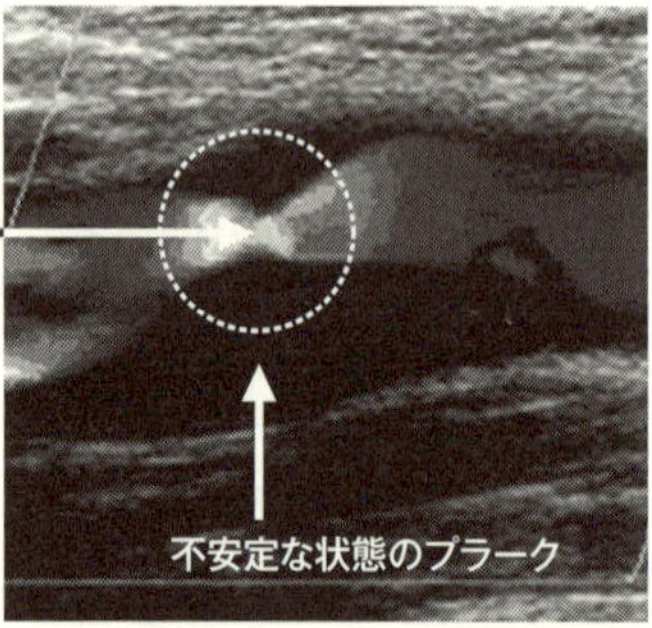

カテーテルによる治療

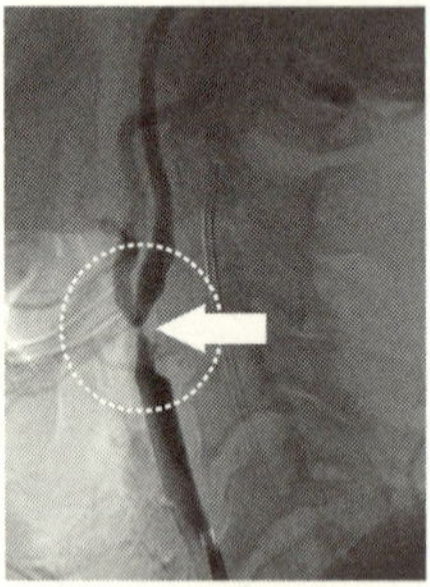

頸動脈の狭窄。治療前

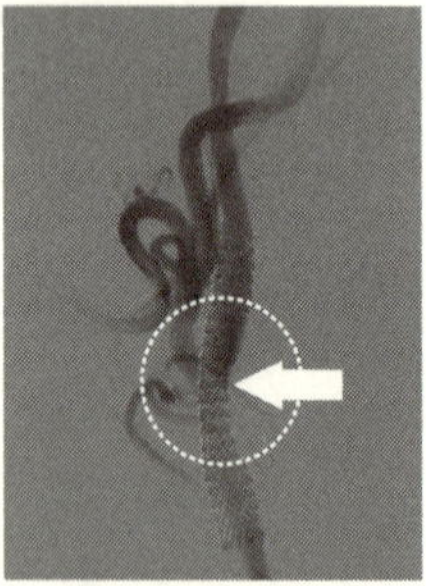

ステント留置術によって
拡張された状態

（資料提供・東海大学医学部付属病院脳神経外科）

真っ黒に写し出されていました（右ページの写真参照）。それは、プラークが脂肪を多く含んだお粥《かゆ》のように軟らかい不安定な状態であることを物語っています。近い将来、プラークが破れて脳梗塞を起こす危険性が高い状態といえます。こんなふうに危険が差し迫っていても、自分ではわからないものなのです。Aさんの場合は、カテーテルによる治療（ステント留置術、80ページ参照）を行い、脳梗塞は無事に回避できました。

最近では、Aさんのように症状が現れない頸動脈の狭窄を「無症候性頸動脈狭窄症」と呼んで、問題視されるようになってきました。

私のクリニックにくる人のなかには、父も伯父も脳卒中で倒れているので心配だといって、健康チェックのひとつとして、毎年、人間ドックで頸動脈エコーを受けているという人もいます。脳卒中の予知・予防のためであるとともに、安心を与えてくれる検査でもあるようです。

頸動脈エコーでここまでわかる

動脈硬化の状態を把握するためには何を調べるのか

２００９年に発表された『高血圧治療ガイドライン』では、血管障害を把握するための臨床検査に頸動脈エコーが取り入れられ、ＩＭＴ（内膜中膜肥厚）、プラーク、血管狭窄病変をチェックすることが推奨されています。

20年前から頸動脈エコーを活用し、その重要性を確信してきた私としては、標準治療に位置づけられたことに感慨深いものがあります。とはいえ、ガイドラインで推奨されたからといって、実際のところ、ただちに日本じゅうで同じように行われているというわけではありません。

また、頸動脈エコーに関しては、従来ＩＭＴが重視され、その数値ばかりに着目している医師も少なくないようです。しかし、頸動脈エコーで得られる情報は

高血圧の人に行われる検査

1. 一般検査

血液検査（血液一般検査、糖代謝、脂質代謝、肝機能、腎機能、尿酸など）

一般尿検査（尿たんぱく、尿糖、尿沈渣《ちんさ》）

胸部エックス線検査

心電図

2. 推奨検査

高血圧性臓器障害評価

眼底検査（糖尿病を合併する場合は必須）

脳：認知機能テスト、抑うつ状態評価、MRI、MRA

腎臓：微量アルブミン排泄量

心臓：心臓エコー

血管：頸動脈エコー、足首・上腕血圧比、脈波伝播速度、増幅係数

糖代謝評価（ヘモグロビンA1c、経口ブドウ糖負荷試験）

炎症リスク評価（高感度CRP）

24時間自由行動下血圧測定

二次性高血圧スクリーニング

3. 専門医が行う特殊検査

二次性高血圧診断

（資料：日本高血圧学会『高血圧治療ガイドライン2009』より作成）

じつに多岐にわたります。どのようにして動脈硬化を調べるのか、何がわかるのかを知っていただきたいと思います。

▼ＩＭＴ

動脈の壁は、内膜・中膜・外膜の３層構造になっています。

検査で調べるＩＭＴとは、動脈壁の内膜と中膜をあわせた厚さです（下の図参照）。総頸動脈の心臓から遠いほうの血管

動脈壁の構造とエコー画像

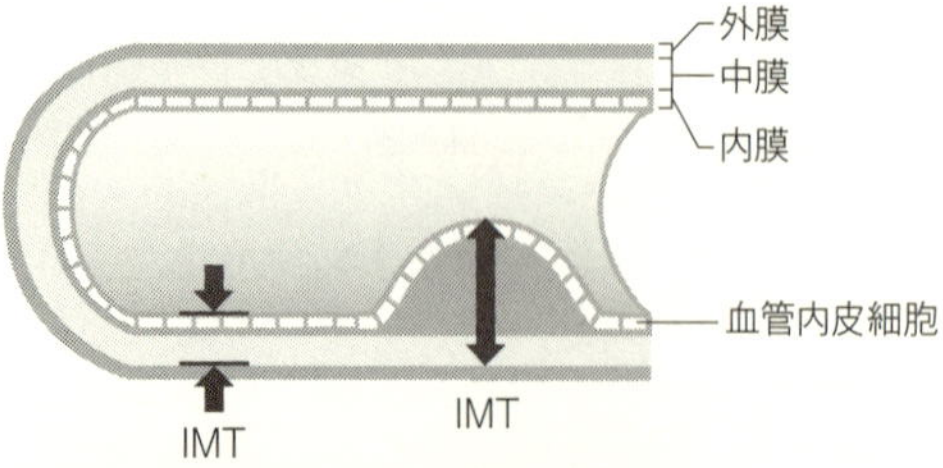

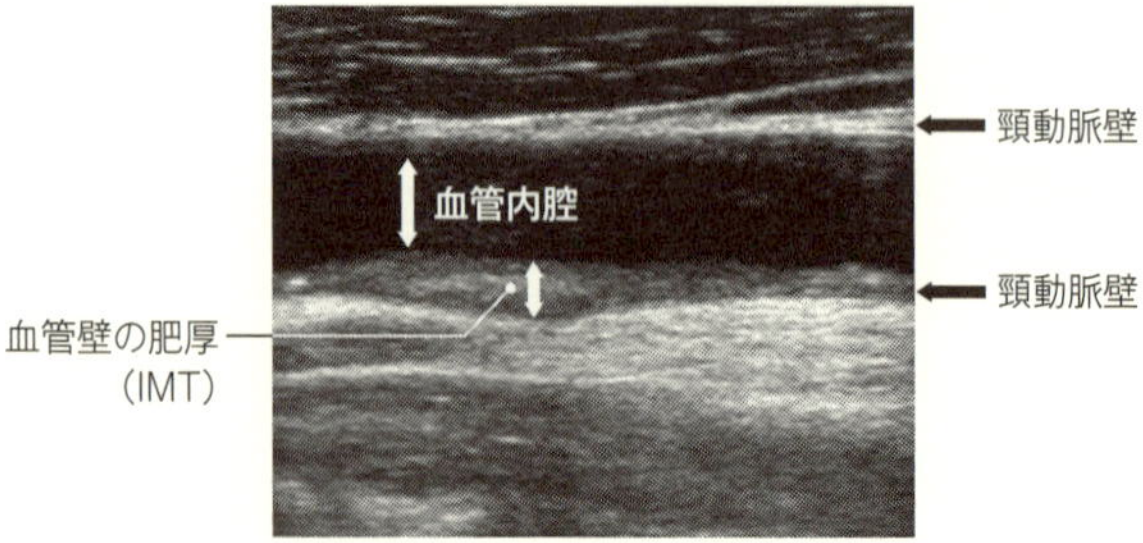

壁の最も厚いところのＩＭＴ（IMT-Cmax）が１㎜を超えたら異常とされています。ＩＭＴが大きいということは、まず血管壁の平滑筋が厚くなっていると考えられます。

ＩＭＴが１・１㎜以上の盛り上がったものがあるとプラークということになっていますが、実際には、ＩＭＴの値は超音波を当てる角度などによっても誤差が出るので、０・１㎜単位の微妙な数値だけで判断できるものではありません。ＩＭＴが１㎜を超えても、プラークとはいえないものもあります。私は、ＩＭＴが１・４㎜以上になれば、やはり平滑筋が厚くなっただけでなく、そこにプラークがあると考える必要があると思っています。

▼プラーク

頸動脈エコーでは、血管壁から盛り上がったプラークの形とともに、その性質も調べられます。脂肪の多い軟らかいプラークは、エコーの画面では黒っぽく写ります。いっぽう、安定化したプラークには白っぽい部分が見えます（次ページの写真参照）。プラークがあるとわかるだけでなく、それが脳梗塞を起こす危険性が高い不安定なものかどうかまで見ることができるわけです。

プラークの性質によっては、白黒の画像では早期に区別がつきにくいこともあるので、見落とさないように、私のクリニックでは「パワードプラ法」（血流がカラーではっきり表示される。口絵5ページの写真参照）でプラークがあるかどうかを見ることにしていま

頸動脈エコー画像で見たプラーク

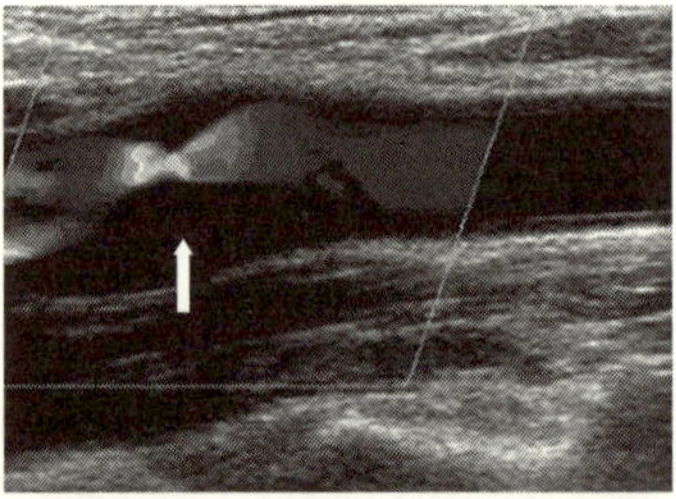

脂肪が多く軟らかいプラークは黒っぽく写る。不安定で破裂しやすい状態。

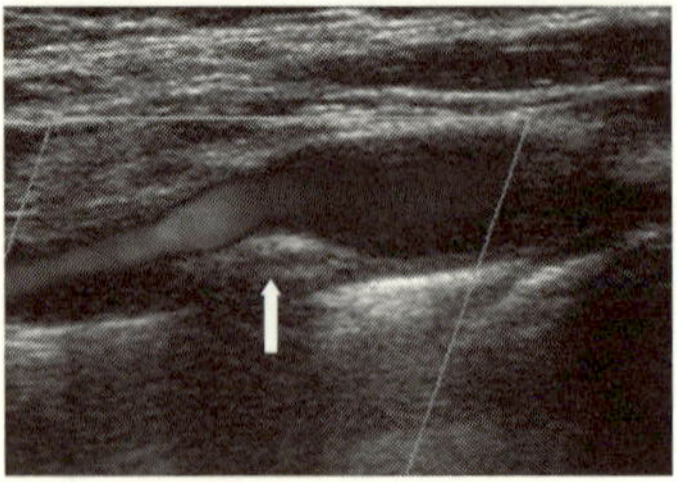

脂肪が減り線維が増えると、プラーク内に白っぽい部分が見えるようになる。安定化した状態。

す。

▼血流の状態

さらに、プラークのあるあたりを「カラードプラ法」で見ると、プラークの状態と血流の状態をあわせて調べることができます。カラードプラ法では血流の向きが色の違いで表示されるため、血流の乱れがよくわかります。プラークがあっても、血液がスムーズに流れていればあまり心配はないのですが、周囲に乱流が起きていたり、流れが滞ったりしているのは危険な徴候です。カラードプラの画面を詳しく観察すると、プラークのどの部分に血流が強く当たっているか、どこに血流のよどみがあるかまでわかります（口絵6・7ページの写真参照）。

乱流があるということは、どこかに血流を乱す原因があるものです。なかには、血管壁にコレステロールなどがたまったプラークが見られなくても、動脈硬化によって血管が蛇行しているために乱流が起きている場合もあります。

▼血流速度・血流量

「パルスドプラ法」やカラードプラ法（口絵4ページの写真参照）を用いて、血管の太さや面積、そこを流れる血液の速度や量を調べて、狭窄がないか、血流が低下していないかを見るとともに、ＰＩ（Pulsatility Index：脈動性インデックス）値を算出します。ＰＩ値が高いということは、血管抵抗が強いことを意味しています。脳卒中の予防には、血管抵抗が強いことにも注意が必要です。

血管に異常が見られなくても、血液の流れが強ければ血管内皮細胞がダメージを受けていると考えられるので、私は、若い患者さんでも血流速度や血流量は必ず調べるようにしています。

プラークの危険度を見きわめる

頸動脈エコーで見つかったプラークが黒っぽく写っている場合、中に脂肪がたくさんたまった軟らかい不安定なプラークであることを示しています。

そんなプラークに血流が強く当たったら、ひび割れが起きて、そこに血栓ができはじめることがあります。ひどい場合には、プラークが破裂して、血栓をまき散らしたり、血管をふさいでしまうことだってあります。こういうプラークは危険です。

頸動脈エコーで不安定なプラークの周囲に乱流が見られたら、脳梗塞を引き起こす危険性の高い状態と考える必要があります。

いっぽう、白っぽく写っているプラークは、安定していて、すぐに破綻する危険性は低いと考えられます。ただし、血管壁が厚くなって血液の通り道である血管の内腔が極端に狭くなれば、流れてきた血栓が詰まったり、血流が低下したときに閉塞してしまう危険性もあります。

そのため、狭窄が強い場合には、そこを広げる治療が必要になることもあります。最近では、カテーテル治療の「ステント留置術」（80ページ参照）が主流になっています。

ただ、血管の内腔が何パーセント詰まっているかは、心臓の冠動脈の場合には治療法を決めるうえで重要ですが、頸動脈の場合は90％詰まっていても症状がないことは珍しくありません。カテーテル治療の必要性を判断する決め手は、むしろ血流の状態です。

血管が狭くなっていても、それなりに勢いよく血液が流れていればよいのですが、よどみが生じると血栓ができやすいので、カテーテル治療の必要性が高くなります。カラードプラでは血流のよどみも色の違いでわかります。もし、頸動脈の狭窄部から先の拍動が低下しているようなら、早めにカテーテル治療を考えるべきです。

また、頸動脈エコーの動画で見ると、血管壁の厚くなっている部分で、拍動に伴って〝ずれ〟が生じているのがわかる人がいます。これも危険な徴候です。単にＩＭＴが何ミリかの問題ではなく、プラークが血管壁にしっかりくっついている肥厚はそれほど心配いらないのですが、〝ずれ〟が見られたら血管壁の内部は不安定と考える必要があります。

そのほか、少し特殊なケースにはなりますが、狭窄は目立たなくても、血管内に潰瘍《かいよう》ができていて、解離性動脈瘤が起こりそうな人にカテーテル治療を行った例もあります。頸動脈エコーで見ると、潰瘍の表面がギザギザしていて、炎症が強く、いつ血栓ができるか、解離性動脈瘤を起こすかわからない危険な状態でした。ひやひやしながら治療していましたが、カテーテル治療でステント（金属製の網目状の筒）を入れて押さえてしまえば、動脈壁が裂ける心配がなくなるので、あとは血栓を防ぐための薬を使っていけば、それほど危険なものではなくなります。

検査値では実感できない〝怖さ〟もわかる

頸動脈エコーの画像を実際に見たことはありますか？　動脈硬化が進んだ患者さんに自分の血管を見ていただくと、本当にびっくりされます。

ケース――

Bさん（71歳・女性）は高血圧、脂質異常症をもつ患者さんです。肥満はありません。以前から自分の血圧とコレステロールが高いことは知っていましたが、症状もなく、肥満もないことから、それほど危険なものだとは思っていませんでした。

しかし、頸動脈エコーを行ったところ、総頸動脈が狭窄して血液の通り道が楊枝《ようじ》の太さほどまで狭くなっており、周囲の血液が乱流を起こしているのがわかりました（左ページの写真参照）。狭窄の原因はプラークで、カラードプラで真っ黒に見えることから、脂肪に富んだ不安定なプラークと考えられます。

ちなみに、私のクリニックでは、プラークによって頸動脈が楊枝の太さほどまで狭窄していた患者さんが、２００８年1月から２０１０年12月までに13名もいました。いずれも症状はありません。そういう患者さんのなかにはBさんのように太っていない人もいます。肥満は健康によくないといわれるようになり、メタボリックシンドロームが注目されたことで、高血圧や脂質異常症が危険なのは太っている場合の話と誤解している人がいます。そんなことはありません。体型は肥満でなくても、血液中の脂肪が多い人もいるのです。

それまで、何度も血圧やコレステロールが高いことを指摘されてもピンとこなかったBさんも、自分の頸動脈が今にも詰まりそうな画像を見て、さすがに怖くなり、治療を行うことにしました。今は、高血圧と脂質異常症の薬に加え、血栓予防の薬をのみながら、プラークの安定化をはかるために脂質と糖質（でんぷんや糖類など）のとり方に気をつけてもらっています。

血圧や血液検査の値だけでは実感できなかった動脈硬化の怖さを、頸動脈エコーが示してくれたのです。

動脈硬化の怖さを実感

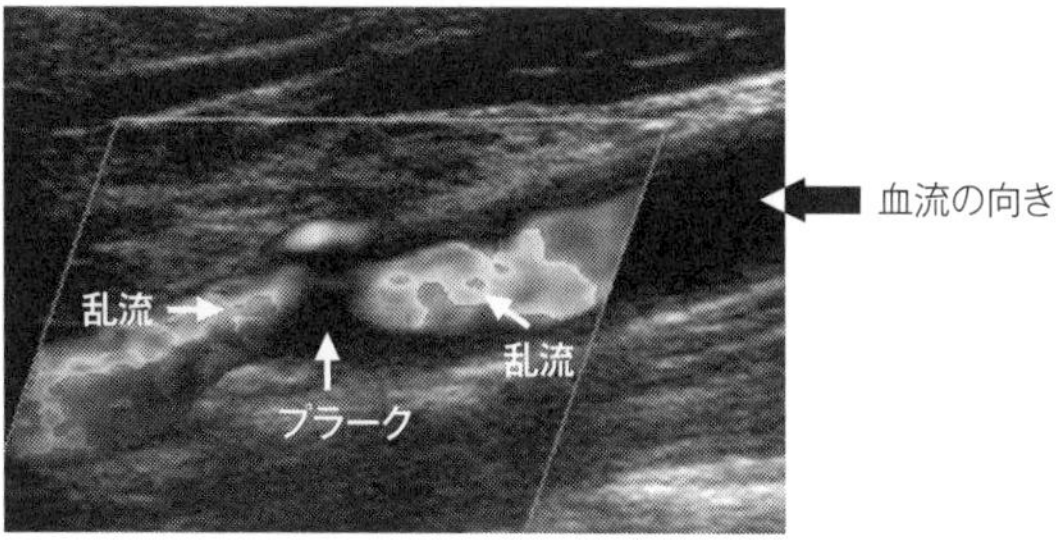

総頸動脈がプラークによって狭窄し、血液の通り道が楊枝の太さほどに狭くなって、周囲の血液が激しい乱流を起こしていた。このままでは、いずれ血管が詰まったり、プラークが破裂して、脳梗塞を引き起こしかねない。頸動脈エコーの画像を見て、動脈硬化の怖さを実感したという患者さんも多い。

実際の検査の行い方

特別な準備もいらず、簡単に調べられる

頸動脈エコーは、検査を受ける人に絶食などの特別な準備は何も求めません。首を出しやすい服装を心がけるくらいです。検査に使われる超音波は人体に害がない安全なもので、検査に伴う痛みなどもありません。

検査を受けるときには、枕なしでベッドにあお向けに寝て、あごを軽く上げ、首をのばして、顔を検査する側と反対のほうへ少し傾けた姿勢をとります。首の部分の皮膚に検査用のジェルを塗りますが、これは多少べたつくだけで刺激もなく、体に害のないものです。

検査のしかたは腹部エコーと同様です。超音波を発する「プローブ（探触子）」と呼ばれる器具を皮膚に当てて、鎖骨の上からあごの下あたりまで、すべらせる

頸動脈エコーの検査風景

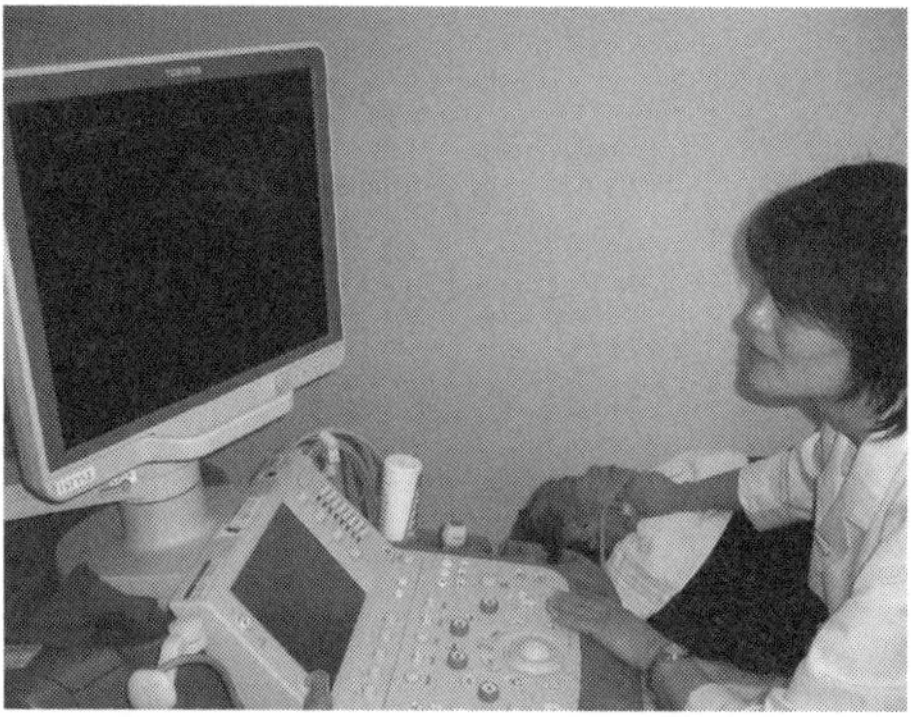

左側が超音波検査の機器。頸動脈の検査を受ける人は、そばのベッドにあお向けに寝て、顔を反対側へ少し傾ける。

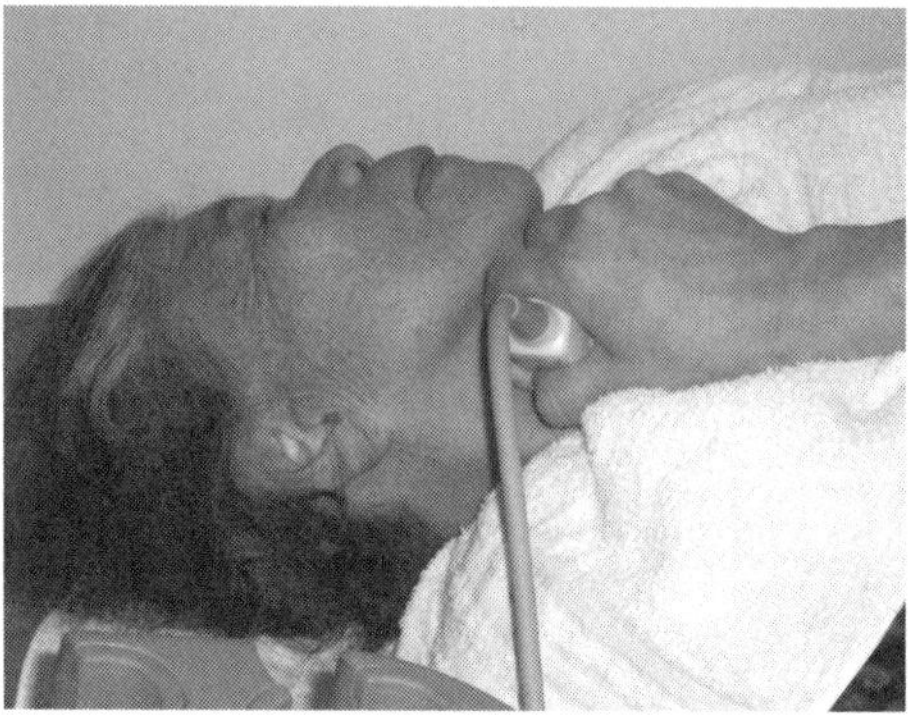

鎖骨の上からあごの下あたりまで、検査機器につながったプローブを当てて調べる。

ように位置をずらしながら検査します。反対側も同様に調べます。これで、総頸動脈、内頸動脈と外頸動脈の分岐部あたりまでの範囲が調べられます(下の図参照)。

検査の流れは、受ける医療機関によっても多少異なりますが、おおよそ次のように進められます。

通常、はじめに白黒画像の「Bモード」で、見える範囲全体を観察し、

頸動脈エコーで調べられる範囲

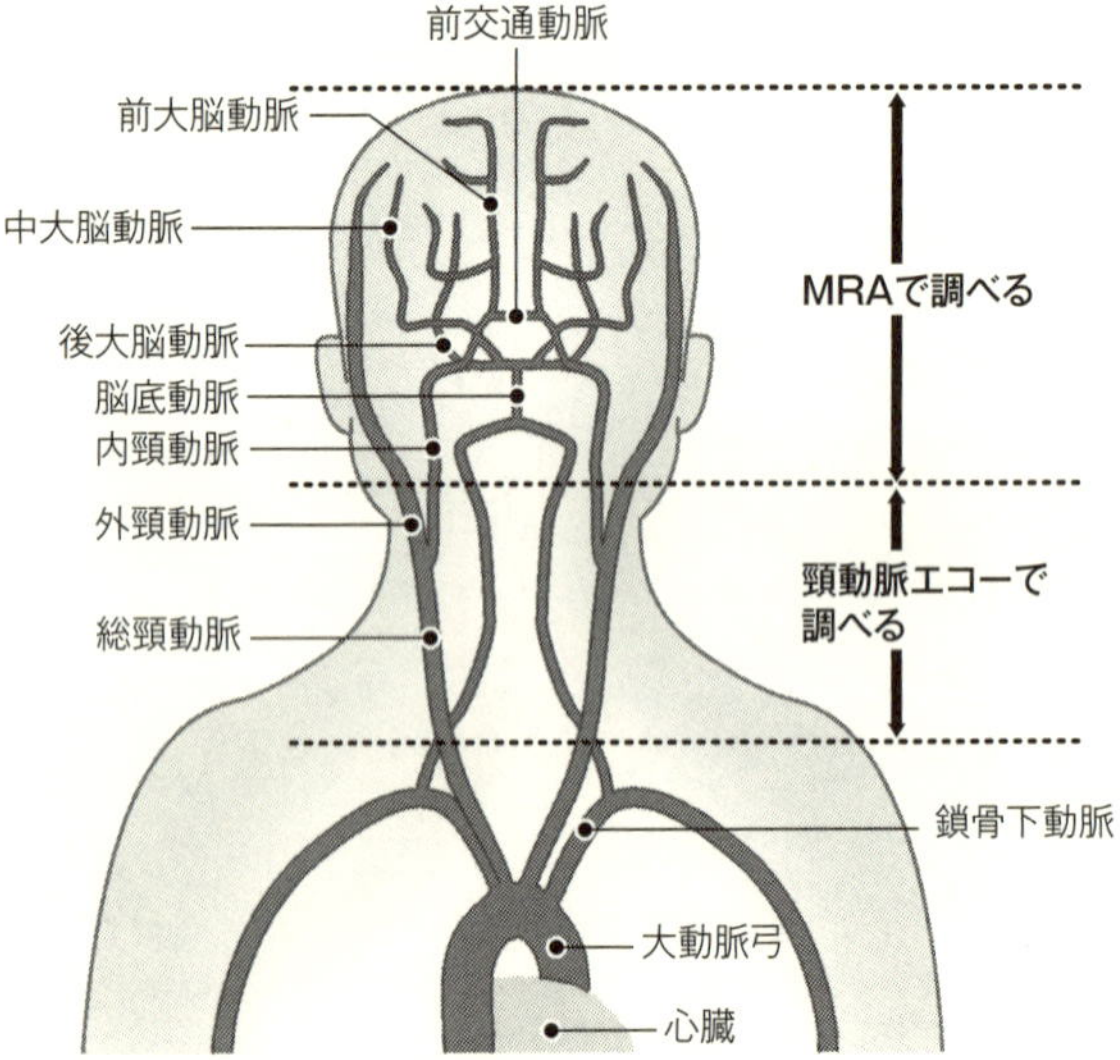

血管の狭窄やプラークなどがないかを見ます。次に、総頸動脈の血管径やＩＭＴを測定します。それから、「カラードプラ」で血管壁や内腔を詳しく観察します。さらに「パルスドプラ」で血流速度やＰＩ値（血管抵抗を示す）などを測定して、血液の流れ方を調べます。狭窄やプラークが見つかれば、そのあたりをさらに詳しく調べます。

Ｂモードで見分けにくいプラークを見逃さないために、私のクリニックでは、血流がカラーでプラークがよりはっきりする「パワードプラ」でも全体を観察して、プラークのできやすい頸動脈の分岐部は必ず撮影するようにしています。プラークが見つかれば、そこをパワードプラで撮影し、あわせてＢモードでプラークの厚さなどの測定を行います。

また、カラードプラでプラークの状態や周囲の血流の状態（乱流など）を観察し、10秒間の動画を撮影しています。同様に、より分解能が高く、血流の状態を詳しく調べられる「ＡＤＦ（Advanced Dynamic Flow）」で乱流を観察して、10秒間の動画を撮影します。狭窄が強い場合は、狭窄部の血管抵抗なども測定します。

検査そのものにかかる時間は、通常10～15分程度です。費用は、健康保険の3割負担の場合で2000円程度です。

検査結果の扱い方でわかることが違ってくる

頸動脈エコーの検査そのものは検査室で検査技師が行うことが多いと思いますが、検査結果については、医師が見て判断することになります。私は動画で見て、患者さん自身にも動画を見せながら説明しています。その際には、頸動脈の状態を伝えるだけでなく、それをどのように見るのかも説明するようにしています。

脳卒中の予防のための治療は、IMTが何ミリならどの治療法というように一概にはいえません。むしろ、動脈硬化の状態に応じて、患者さん一人ひとりに適した治療を行う「オーダーメイド医療」が大切だと思います。だからこそ、頸動脈エコーによって血管の状態を詳しく把握して治療計画を立て、その経過を観察していくことが大きな意味をもつのです。

ただ、現実には、検査結果を数値と検査技師が抜き出した静止画像だけで見ている医師も少なくないようです。それでは血流やプラークの状態を詳しく把握するのは難しいでしょう。画像を抜き出す検査技師しだいで診断がまったく違ってくることにもなります。ひと口に「頸動脈エコーを受けた」といっても、予防的治療にどれだけ生かせるかは、検査結果の扱い方にかかっているのです。

また、同じ頸動脈エコーを受けているつもりでも、あちこちの医療機関で受けた結果は、単純に比較することができません。特に経年変化を見るには、前の検査結果と見比べる必要があります。変化を早く見つけて危険を予知するためにも、経過チェックは同じ医療機関で継続して受けることが望ましいでしょう。

コラム

「若いから」「IMTが正常だから」だけで安心はできない

一般に、頸動脈エコー検査では、血管壁の厚さ（IMT）の測定やプラークについての診断が主に行われています。IMTの正常値は1・0㎜以下です。しかし、それだけでは動脈硬化の危険度はなかなかわかりません。

私は、この20年の間、脈動性（拍動性）インデックス＝Pulsatility Index（PI）に注目して、その測定を行ってきました。PI値には、頸動脈径、血液の流量・流速・粘度・乱流、心臓から送り出される血液の量（拍出量）など、動脈硬化にかかわるさまざまな要因が反映されます。総頸動脈におけるPI値は1・6以下が正常で、私は、2・0以上は血管内皮細胞の機能障害が起きて、血管内壁に傷がつきやすい状態と考えています。IMT値が正常でも、PI値は正常とは限りません。

実際、高血圧、糖尿病（軽症糖尿病を含む）、脂質異常症、肥満で、私のクリニックに来院した患者さんの頸動脈エコーの結果を検討したデータがあります。初診患者1127名（うち男性550名、女性577名）について、IMT値とPI値を年齢層別に検討したものです。すると、30歳代では男女ともにIMT値は正常ですが、PI値が異常に高値となっていました。血管内皮細胞に強いダメージを与えてしまうような値です。この世代では、動脈硬化による病気など実感がないでしょうが、「若いから」「IMTが正常だから」と軽視して、治療を行わずに放置してしまうのは危険です。加齢とともに動脈硬化が進んで、心筋梗塞、脳梗塞を起こす可能性を教えてくれているとも考えられます。

生活習慣病が見つかったら、若い人でも、頸動脈エコー検査を受けてPI値を調べることをお勧めしたいと思います。もし異常値が出たら、カラードプラで乱流をチェックすることも必要です。動脈硬化が進んで脳卒中や心筋梗塞を起こさないためには、まず自分のリスクを自覚することが大切です。

第3章

頸動脈エコーを活用して
脳卒中の予防的治療を

頸動脈エコーが可能にする予防的治療

不安定なプラークは内服治療で安定化

頸動脈エコーで不安定なプラークの存在がわかったら、破裂して脳梗塞を引き起こさないように、予防的治療を行います。

通常は、まず内服治療です。一般的には、スタチン（ＨＭＧ－ＣｏＡ還元酵素阻害薬）という薬を中心に使い、プラークの脂肪を減らして安定化を促します。

スタチンは、主に肝臓でのコレステロールの合成を抑制する作用をもつ薬として、ＬＤＬ（悪玉）コレステロールの高い脂質異常症に用いられています。以前は、主に狭心症や心筋梗塞の予防のための治療と考えられていましたが、近年、脳卒中の予防にも有効なことを示すデータが出てきました。

単にＬＤＬコレステロールを下げる作用だけでは説明のつかない効果が出てい

ることから、プラークを安定化させたり、炎症を抑える、血管内皮細胞の機能を改善する、血栓をできにくくするなど、多面的な作用をもっているのではないかと考えられています。

頸動脈エコーで黒っぽく写っている不安定なプラークは、しっかりした被膜でおおわれれば、安定してはがれにくくなります。プラークの安定化が進むと、頸動脈エコーでは白っぽく写るようになるので、内服薬で治療を行う場合にも、治療効果を頸動脈エコーで確認しながら進めていきます。

あぶない血流の原因も治療する

脳卒中の危険度には、動脈硬化が起こっている血管壁の状態ばかりでなく、そこを流れる血流の状態が大きくかかわってきます。頸動脈エコーでプラークが見つかったら、そのあたりを中心に、血流の状態を詳しく見ていきます。乱流が起きている、流れが強い（拍動が強い）という場合は、川の流れにたとえれば激しい濁流のような状態です。血流の場合、高血圧や糖尿病、脂質異常症などがその原因になります。

頸動脈エコーで血液の流れが強いとわかったら、まずは塩分の摂取を制限して、循環血液量を減らし、血圧が下がるかどうかを見ます。体内を循環している血液の量は血圧を決定する要因で、量が多いと血圧が高くなります。塩分をとりすぎて体内のナトリウムが増えると、体液の濃度を保つために水分が体にとどまって増えてしまい、その結果、体を循環する血液の量が増えます。それだけ、血管壁に加わる圧力も高くなって、血圧が上がるのです。

塩分を抑えても高血圧が改善しなければ、降圧薬を使います（105ページ参照）。日常生活においては「息が切れるようなことはしない」「トイレでいきまない」など、急激に血圧が上がるような行動を慎むように指導もしています。

また、糖尿病や脂質異常症で血液の粘り気が強くなっても、血管壁の内側にかかるずり応力（圧力をかけてこするような力）が強くなるので、それらに対する治療も必要になります。こうした治療をきちんと行って、プラークを安定化させ、血流を改善することが、脳卒中の発症予防につながるのです。

さらに、プラークの状態によっては、血栓をできにくくする抗血小板薬（血小板凝集抑制薬）を使うこともあります。このとき、同じくらい軟らかいプラークでも、血流の向きに対して立ち上がりがゆるやかな隆起の場合は、はがれる心配が少ないので、血栓をつくらないことがポイントになりますが、角度の大きい隆起がある場合は、そこに当たる血液の流れを弱くしないと、プラークが破綻して脳梗塞を引き起こしかねません。頸動脈エコーでプラークの隆起のしかたを把握することで、それに応じた治療のくふうも可能になります。

また、脳のMRA検査で動脈の狭窄がわかった場合も、血栓ができるのを予防するために抗血小板薬を使います。狭窄があっても、血流が保たれていれば、日常、あまり問題はありませんが、狭くなっているところに血栓が詰まると脳梗塞を引き起こすからです。

脳梗塞を未然に防ぐ頸動脈狭窄の治療

危険な頸動脈狭窄は直接治す

頸動脈エコーで動脈硬化による狭窄が見つかり、近い将来に脳梗塞を起こす危険性が高いと考えられる場合には、予防のために、頸動脈狭窄に対する直接的な治療を行うことがあります。主な治療法は、カテーテル治療の「ステント留置術」と、「内膜剝離《はくり》術」と呼ばれる外科手術です。

▼ステント留置術

カテーテル（細い管）を使って、頸動脈が狭くなっているところに「ステント」と呼ばれる金属製の網目状の筒を入れて、血液の通り道を広げる治療です。局所麻酔で行うことができ、従来の外科手術のように皮膚を切開しないですみます。「血管内治療」ともいわれます。

ステント留置術

治療前

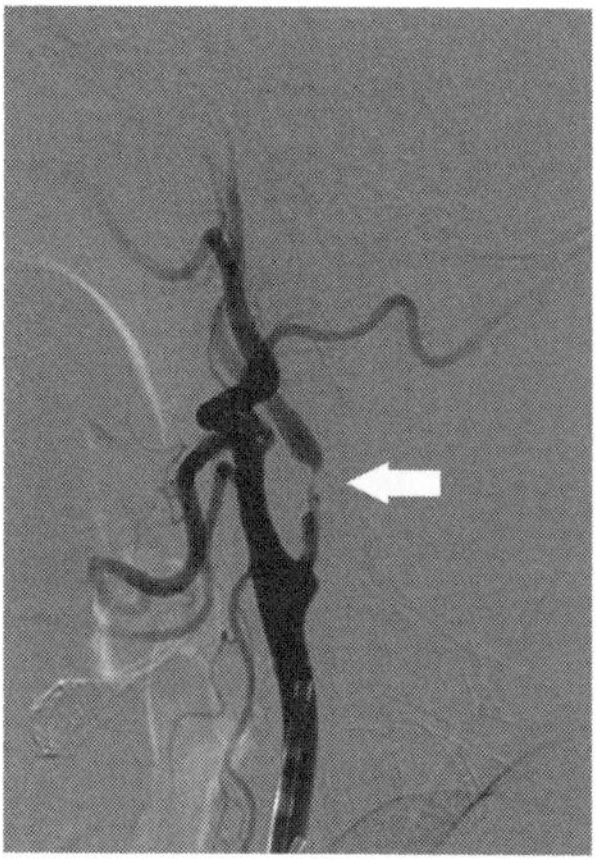

治療後

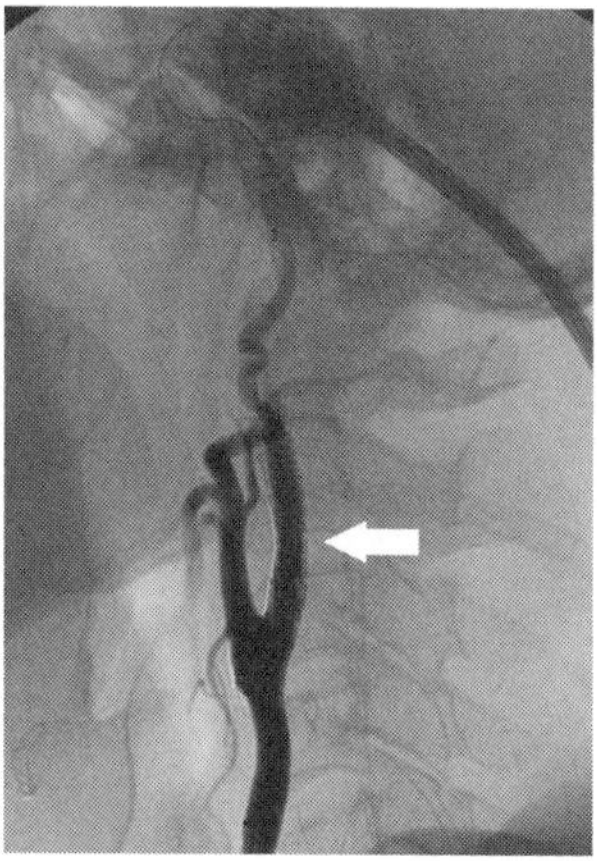

治療前には、プラークによって内頸動脈が狭窄し、血管造影検査でも、ほとんど血管が途切れたように見えていた(左の写真/矢印の先)。ステント留置術では、この狭窄部までカテーテルを送り込み、網目状のステントを内側から押し広げて血管壁を支える。治療後の検査では、血液の通り道が広がっているのがわかる(右の写真/矢印の先)。

(資料提供・東海大学医学部付属病院脳神経外科)

脚の付け根の血管からカテーテルを入れて、頸動脈まで送り込み、狭くなっている部分をバルーン（風船）で内側から押し広げて、そこにステントを置いてきます。ステントによって血管壁を内側から支えることで、血液の通り道を確保するわけです。

カテーテルによるステント留置術は、心臓の冠動脈の狭窄に対する治療としては以前から行われていましたが、頸動脈狭窄に対しては、２００８年から健康保険がきくようになりました。

▼内膜剝離術

頸動脈狭窄の外科的治療として長く行われてきた手術法です。全身麻酔で、頸部の皮膚を切開し、頸動脈を露出させて行われます。

頸動脈の狭窄のある部位の前後をクリップではさんで、血流を一時的に遮断し、頸動脈を切開して、内側のプラークや血栓などをそぎ落として取り除きます。血管を狭めていた原因が取り除かれるので、内腔が広がって脳への血流が回復します。

カテーテル治療で起こる脳梗塞もある

カテーテルによるステント留置術は体への負担が軽いことから、脳梗塞の予防的な治療としては、近年、この治療を行うケースが増えています。

頸動脈が今にも詰まりそうなほどに狭窄している画像を見れば、患者さんもカテーテル治療をあまり躊躇《ちゅうちょ》しませんが、狭くなっているから広げればよいというほど単純なものではありません。

頸動脈の狭窄部に脂肪の多い不安定なプラークがある場合、無理に押し広げてステントを入れると、ステントの網目のすき間から脂肪がはみだして流れていき、それが脳の血管を詰まらせて脳梗塞を招くことがあるのです。カテーテルによる治療後24時間以内に発症する脳梗塞には、こうした原因によるものが多いと考えられます。

脳梗塞の予防を目指した治療で脳梗塞を引き起こしたのでは、何のための治療かわからなくなってしまいます。しかし、じつはそれが少なくないのです。

カテーテル治療の前にプラークの安定化が重要

頸動脈エコーでよく観察すれば、プラークが不安定なものかどうかがわかりますから、不安定なプラークによる狭窄であれば、私は、カテーテルによる血管拡張を行う前に、まずプラークを安定化させる内服治療を行っています。その治療中にプラークが破綻してはたいへんですから、ずり応力が強ければ、それを低下させる治療もあわせて行います。頸動脈エコーでプラークの状態を観察しながら、そうした治療を進めていくわけです。

通常、3か月ほど治療を続けると、頸動脈エコーでプラークが安定化してきたことが確認できます。ただ、プラークの表面をしっかりと被膜がおおって、安全にカテーテル治療ができるだろうと思われるまでには半年ほどかかることが多いでしょう。

私のクリニックでは、2008年から2010年の3年間にカテーテル治療を受ける患者さんを13人、近くの東海大学医学部付属病院に紹介していますが、治療の際に脳梗塞を起こした人は出ていません。他院から紹介された患者さんにはかなりの率で起こるそうです。なぜだろうと相談を受けたことがありましたが、頸動脈エコーを活用して、あらかじめプラークの安定化を確認していることが効果をあげているものと考えています。

もし頸動脈の狭窄がひどく、今にも閉塞しそうで、プラークが安定するまで待てないほど差し迫った状態であれば、ステント留置術よりむしろ外科手術の内膜剝離術のほうが安全です。

いずれにせよ、単に頸動脈の血液の通り道が狭くなっているという変化だけでなく、プラークや血流の状態などから、脳卒中の危険度を把握できるようになったからこそ、こうした治療戦略も可能になったわけです。

万一の脳卒中に備える

危険を知っていれば迅速に対応できる

脳卒中は予防がいちばんですが、リスクが高い状態のときには、そのことを自覚しておくことも、万一起こった場合に迅速な対応を可能にします。

ケース――

Cさん（64歳・女性）は、高血圧と脂質異常症をもつ患者さんです。塩分制限と食事・運動療法の指導をしましたが、本人にあまり自覚がなく、聞き流してしまっていました。とても指導を守って生活しているとは思えません。しかし、年末に私のクリニックを受診した際、最近、左手に軽いまひが1時間ほど現れて、自然に回復したことがあったといいます。

じつは4か月前にはろれつが回らないように感じられて、総合病院で脳のMRI・MRA検査を受け、「異常なし」と診断されていました。その後も、狭心症が疑われるような胸痛が現れて検査を受けましたが、そのときも結果は異常なしで、精神的なものだろうといわれていました。

一時的な左手のまひは一過性脳虚血発作（90ページ参照）だったことも疑われます。改めて検査をすると、脳のMRI・MRAに異常はないものの、頸動脈エコーで右の内頸動脈にプラークによる強度の狭窄が見つかりました。すでに脳梗塞の前ぶれとも考えられる症状が出ていることから、早急に治療が必要と考えられます。ただ、それが判明したのが年末も押し迫った時期だったため、年明け早々に大学病院の脳神経外科に紹介することになりました。

ただ、もし再度まひが出るようなら、すぐに救急車で病院に搬送してもらうようにと、Cさんに伝えておきました。

年末の忙しさによるストレスもあってか、Cさんは大晦日に体の左側にまひが現れてしまいました。心配された脳梗塞の発症です。それでも、すぐに救急車を呼んで受診したため、早期に血栓溶解薬による治療を受けることができ、まひはまもなく解消して、後遺症を残さずにすみました。もし頸動脈エコーを受けていなかったら、また自然に回復するだろうと、のんきに構えていたかもしれません。Cさんの場合、危険が予知されていたことで、速やかな対処ができたともいえるでしょう。

その後、カテーテル治療を受けてステントを入れ、内頸動脈の狭窄も解消しました。生活習慣も改善され、食事・運動療法で血液検査の異常値はなくなりました。たばこもやめ、今は、頸動脈エコーなどで経過観察を続けながら、降圧薬と血栓を予防する抗血小板薬だけをのんでいます。

知っておきたい脳卒中の症状

万一、脳卒中が起こったら、一刻も早く治療を受けることが重要になります。脳卒中のリスクを抱えていることがわかっている人は、いざというとき迅速に対処できるように、脳卒中の症状や対処のしかたを知っておいてください。

脳卒中の症状としては、「突然、体の片側だけが動かなくなったり、力が入らなくなった」「言葉がもつれたり、ろれつが回らない」「割れるような頭痛が突然起きた」などが代表的です。脳は体のあらゆる機能をつかさどっていることから、どの部位が障害されたかによって、現れる症状も多岐にわたります（下の表参照）。

脳卒中の主な症状

- 体の片側だけが動かせない、力が入らない
- 顔の片側がゆがんでいる
- 体の片側だけがしびれる、感覚が鈍い
- ろれつが回らない、舌がもつれる
- 言葉が出てこない
- 激しい頭痛が突然起こる
- ふらつく、うまく立てない
- ぐるぐる回るようなめまい、吐き気やおう吐
- 視野の片側が欠ける
- 片方の目が急に見えなくなる
- 物が二重に見える（両目で見ているときだけ）
- 意識がもうろうとする

脳卒中であれば、本人かその場に居合わせた人がすぐに救急車を呼ばなければなりません。どんな症状が起こるのかを知っておき、そんな症状が現れたときには、迅速に対処してください。

一過性脳虚血発作は脳梗塞の前ぶれ

脳梗塞では、前ぶれ症状が現れることがあります。「一過性脳虚血発作」といって、脳梗塞のような症状が一時的に現れ、自然に消えてしまうものです。脳梗塞と同じように脳の血管に血栓（血液のかたまり）が詰まるのですが、自然に溶けて血流が再開するため、症状が消えるのです。

数分から十数分くらいで症状がなくなることも多いため、放置してしまいがちですが、この発作を起こした人の30～40％が、その後、脳梗塞を起こすともいわれます。脳梗塞のなかでも、特にアテローム血栓性脳梗塞に多いといわれ、頸動脈の動脈硬化によってできた血栓が、脳へ流れていって詰まることもよくあります。頸動脈に不安定なプラークがあるといわれている人は特に注意が必要です。

一過性脳虚血発作が疑われたら、症状はすぐになくなっても、できるだけ早く受診してリスクを確認し、必要な治療を受けてください。この段階でしっかり治療すれば、脳梗塞を未然に防ぐこともできます。

発症後3時間の治療が後遺症を決める

万一、脳梗塞が起こってしまったら、発症から3時間以内に血流を再開させられるかどうかが、その後の回復を大きく左右します。

最近では、急性期の新しい治療法として、t‐PAという血栓を溶かす薬を用いる「血栓溶解療法」が効果をあげています。発症後3時間以内にこの治療を受けることができれば、従来ならいずれ壊死《えし》してしまったような、瀕死状態の脳細胞をかなり救えるようになってきました。詰まってまもないうちに血栓を溶かして、脳の血流を再開させれば、後遺症を最小限に抑えられます。

血栓溶解療法はどのタイプの脳梗塞でも効果が期待できますが、対象となるのは、発症から3時間以内に治療を行える場合に限られます。発症から時間がたっ

破裂寸前の脳動脈瘤を発見！

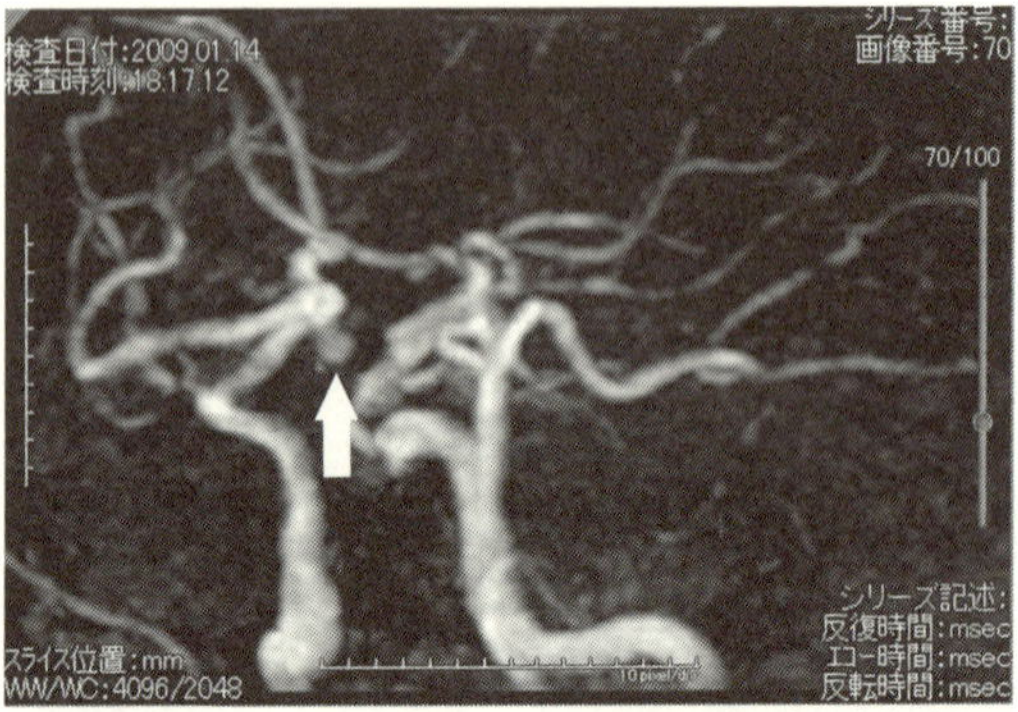

MRA検査で、ウィリスの動脈輪に脳動脈瘤（矢印の先）が見つかった。

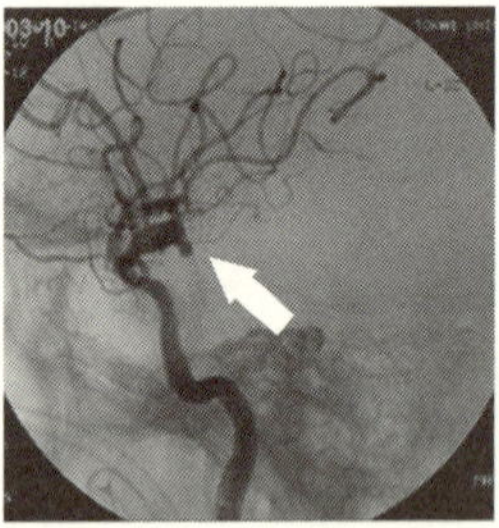

脳血管造影による脳動脈瘤（矢印の先）。

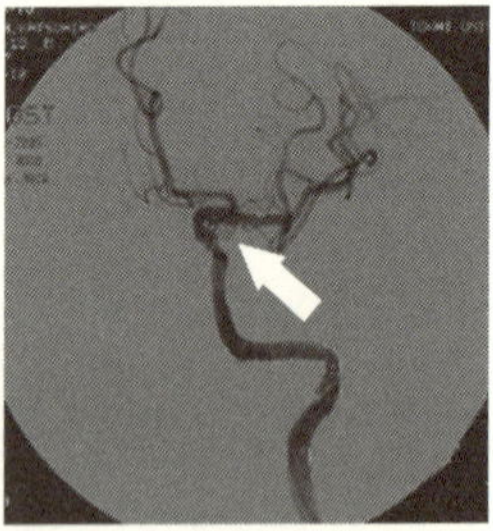

カテーテルによる治療。脳動脈瘤内に極細白金線を毛糸玉のようにして詰めて、破裂しないようにする。

典型的なメタボリックシンドロームの患者で、頸動脈エコーで総頸動脈の狭窄率が50％だったため、MRI・MRAを行ったところ、頭がい内の内頸動脈に破裂寸前の動脈瘤が見つかった。幸いにもカテーテル治療で事なきを得た。

（資料提供・東海大学医学部付属病院脳神経外科）

てしまうと、血流を再開させることでかえって脳出血を招く危険があるためです。まだこの治療を受けられる医療機関は限られますが、この治療が行えるかどうかが、脳梗塞の急性期治療のカギとなっています。発症したら、まずは一刻も早く受診することが、受けられる治療の可能性を広げます。

治療の効果も頸動脈エコーで観察

定期的な頸動脈エコーで経過観察

治療中の経過観察にも、頸動脈エコーが役立ちます。私のクリニックでは、血管壁がひどく厚くなっている、IMTでいえば3㎜を超えているような患者さんには、半年に1度は頸動脈エコーを行うようにしています。

血管壁が厚くなって頸動脈が狭くなっているところがあっても、内服治療で安定化していれば、経過観察ですむこともあります。

ケース――

Dさん（73歳・女性）は、市の健康診断で異常を指摘されて来院しました。

血圧が収縮期（最高）187／拡張期（最低）87㎜Hgとかなり重症の高血

圧で、総コレステロール290mg／dl、中性脂肪237mg／dlと高く、善玉のHDLコレステロールが45mg／dlと低め（正常低値）です。肥満（BMI26・6）があり、空腹時血糖値も104mg／dlと高め（正常高値）でした。

ただちに治療を始め、まずは夕食の量を減らし、炭水化物、果物、脂肪を抑えること、減塩食の指導をするとともに、降圧薬を使いました。それによって血圧は120～130／80～85mmHgと安定してきました。

しかし、どうしても間食がやめられず、相変わらず肥満気味で、中性脂肪やLDLコレステロールも高いままです。頸動脈エコーを行うと、IMTが3・1mmと肥厚しており、プラークが見られます。そこで、脂質異常症の薬を加えて、コレステロールや中性脂肪の値を改善しました。

現在、年に2回の頸動脈エコーで経過を観察していますが、ここ4年ほど悪化は見られず、プラークの状態は安定しています。シアストレス（血流が血管壁の内側に及ぼす物理的な力）も正常であり、血液がスムーズに流れていることも観察しています。脳のMRIやMRAにも異常は見られず、症状もありません。

内服治療の成果も画像で確認

Dさんのように、頸動脈の肥厚はあっても、すぐに脳卒中を引き起こすような危険な状態でないことをチェックしていれば、内服治療で経過観察を続けていくこともできるのです。

頸動脈エコーで経過を見ていくと、なかには、食事・運動療法や内服治療の効果があがってプラークが退縮する人もいます。肥厚した血管壁が薄くなっていったり、血流が改善したりすれば、それもわかります。症状のない生活習慣病の治療においては、これは大きな励みになるでしょう。

経過観察をしていく際には、IMTが0・1㎜退縮したということより、プラークの性質や血流の状態の変化、それに伴う脳卒中の危険度の低下のほうがずっと重要です。IMTの数値ばかりに一喜一憂せず、頸動脈エコーが伝えてくれる動脈硬化の情報を治療に生かすようにしてください。

第4章

危険因子別

脳卒中を起こさないために知っておきたい基礎知識

血圧が高い人は

高血圧の人は脳卒中の心配を！

　高血圧が重症になるほど、そして動脈硬化の危険因子（脂質異常症、糖尿病、喫煙、肥満など）がいくつも重なるほど、脳卒中や狭心症・心筋梗塞などが起こりやすくなります。狭心症・心筋梗塞以上に、脳卒中は高血圧とのかかわりが深いことが知られています。脳卒中を予防するためには、まず高血圧をしっかり管理することが大切です。

　日本には３０００万人を超える高血圧の人がいるという推計もありますが、治療を始めても中断してしまう人や、症状がないために放置している人が少なくありません。そして、治療しているという人も、多くはただ降圧薬をのんでいるだけです。高血圧による合併症の予防を考えずに、血圧を下げることが治療の目的であるかのようです。

これには医師側にも責任がありそうです。ただ血圧を測定し、「今日はちょっと血圧が高めですね。塩分をもう少し控えましょう」「もう少しやせましょう」「もう少し運動をしてください」。そして、「はい、それではお薬を出しておきます。お大事に」。あるいは、血圧を測って「今の血圧は130／87㎜Hg、とってもいいですね。それではお大事に」。これでは、患者さ

血圧の分類（成人の診察室血圧）

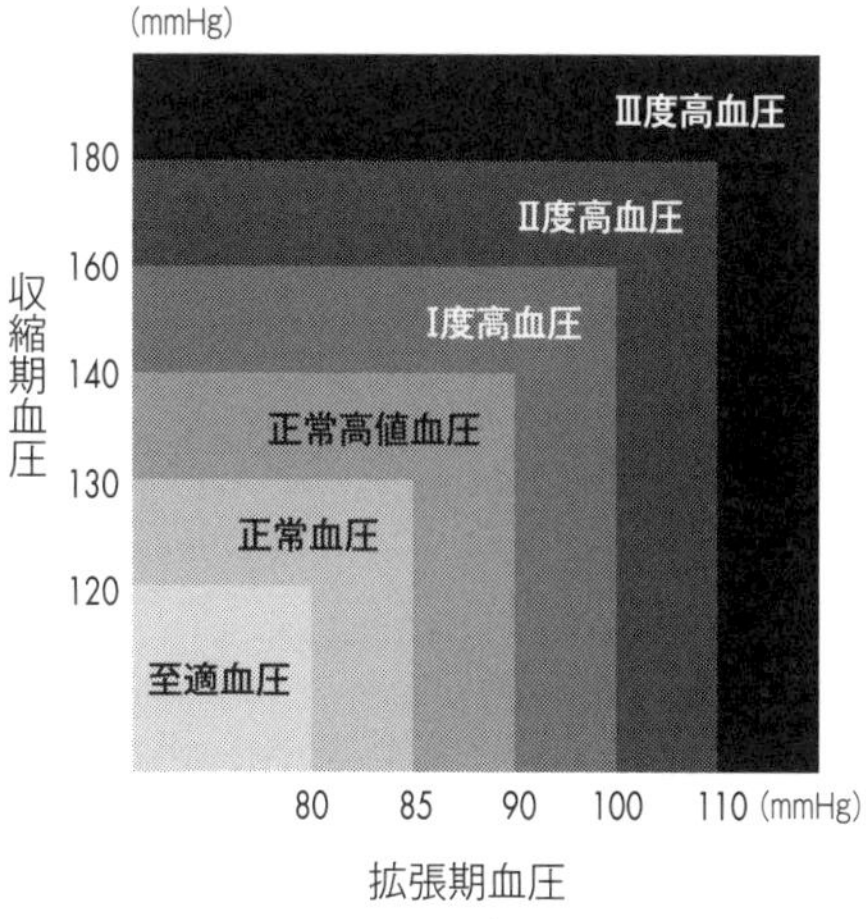

（資料：日本高血圧学会『高血圧治療ガイドライン2009』）

んが血圧を下げることが治療の目的のように思ってしまうのも無理はありません。
そのあげく、会社の健康診断では152／98㎜Hgなどと治療の継続が必要という結果が出ているのに、「家で血圧を測ったら、低くなっていたからもう大丈夫」などと考えて治療を放り出してしまう人が出てきます。
じつは家庭で測る血圧（家庭血圧）は、健康診断や受診した際に医療機関で測る血圧（診察室血圧）より5㎜Hgほど低いのが普通です。

降圧目標

	診察室血圧	家庭血圧
若年者・中年者	130/85mmHg未満	125/80mmHg未満
高齢者	140/90mmHg未満	135/85mmHg未満
糖尿病患者 慢性腎臓病患者 心筋梗塞後患者	130/80mmHg未満	125/75mmHg未満
脳血管障害患者	140/90mmHg未満	135/85mmHg未満

注：診察室血圧と家庭血圧の目標値の差は、診察室血圧140/90mmHg、家庭血圧135/85mmHgが高血圧の診断基準であることから、その差をあてはめたもの。

（資料：日本高血圧学会『高血圧治療ガイドライン2009』）

単純に比較はできません。従来、診断や治療に用いられてきた血圧の目安は、特にことわりがないかぎり医療機関で測った値が前提になっています。2009年の『高血圧治療ガイドライン』では、診察室血圧と家庭血圧の降圧目標が示されています（右ページの表参照）。

そして、ガイドラインでは、高血圧の重症度（Ⅰ度、Ⅱ度、Ⅲ度）と、脳心血管リスク（糖尿病や脂質異常症など、

血圧（診察室血圧）に基づいた脳心血管リスク

血圧分類 / リスクの層（血圧以外のリスク要因）	正常高値血圧 130～139/85～89 mmHg	Ⅰ度高血圧 140～159/90～99 mmHg	Ⅱ度高血圧 160～179/100～109 mmHg	Ⅲ度高血圧 180以上/110以上 mmHg
リスク第一層（危険因子*がない）	付加リスクなし	低リスク	中等リスク	高リスク
リスク第二層（糖尿病以外の1～2個の危険因子、メタボリックシンドロームがある）	中等リスク	中等リスク	高リスク	高リスク
リスク第三層（糖尿病、慢性腎臓病、臓器障害／心血管病、3個以上の危険因子のいずれかがある）	高リスク	高リスク	高リスク	高リスク

＊危険因子：高齢（65歳以上）、喫煙、収縮期血圧・拡張期血圧レベル、脂質異常症、肥満（特に腹部肥満）、メタボリックシンドローム、若年（50歳未満）発症の心血管病の家族歴、糖尿病

（資料：日本高血圧学会『高血圧治療ガイドライン2009』）

あわせもつ危険因子によって異なる）に応じて治療を進めていくことを推奨しています（前ページの表参照）。

というのも、高血圧を治療する最終的な目的は、脳卒中などの合併症を防ぐことにあるからです。ところが、困ったことに、職場の健康診断で合併症が疑われる異常が見つかっても、たいして気にもとめず、主治医に健診結果を見せないまま放置している人がよくいます。これでは、できるはずの予防的治療もできなくなってしまいます。

高血圧を放っておくと心臓や腎臓の働きも悪くなる

高血圧が続くと心臓に負担がかかります。高血圧の人の胸部エックス線検査をすると、心電図に異常が見られなくても、心臓が大きくなっていることがよくあります。血液を強い力で送り出せるように、心臓の壁の筋肉（心筋）が厚くなる「心肥大」を起こしているためです。心肥大が進めば、心臓のポンプ機能が低下して心不全になってしまいます。しかも、肥大した心筋は多くの酸素を必要とするため、心筋に血液を送る冠動脈が動脈硬化で狭くなったりすると、すぐ酸素不足になってしまいます。

高血圧で心臓に負担がかかっていると、不整脈も起こりやすくなります。脳卒中のなかで特に高血圧のかかわりが深いとされるのは、ラクナ梗塞、脳出血、くも膜下出血ですが、「心房細動」という不整脈が起こると、心原性脳塞栓症の原因にもなります。

また、血圧と腎臓には深い関係があり、高血圧は腎臓の働きに悪影響をおよぼしやすく、腎臓の働きが悪くなるとさらに血圧が上がるという悪循環になりがちです。最近では、慢性腎臓病（140ページ参照）があると脳卒中も起こりやすくなると考えられています。

まず減塩。しかし、それだけで安心はできない

血圧が高いとわかったら、脳卒中を起こさないためにまず心がけていただきたいのは、生活習慣の改善です。特に減塩が重要です。

欧米と比べ、日本で心筋梗塞より脳卒中が多いのは、食塩摂取量が多いためではないかともいわれます。食塩のとりすぎは慢性腎臓病も進行させます。

高血圧の食事療法では食塩摂取量は1日に6g未満が目標とされていますが、日本人の食塩摂取量は減ってきたとはいえ、今でもまだ1日平均11～12gくらいです。日本人は食塩感受性の高い人が多いといわれ、そういう人は食塩の影響で血圧が上がりやすいのです。食塩摂取を減らせば、脳卒中は減らせると考えられます。

ただし、あまり急激に食塩摂取を減らすと、循環血液量が減って血圧が急に下がり、ふらついたりすることがあります。減塩は徐々に進めることが大切です。まずは、食塩、しょうゆ、みそなどの使用量をそれまでの3分の2にすることくらいから始めてみましょう。加工食品や保存食は意外に塩分が多いので注意してください。カップラーメンなどは1食5g以上の食塩が含まれていることも珍しくありません。表示を確認する習慣をつけましょう。

また、意外かもしれませんが、肥満を伴う高血圧の人は、減量するとたいてい血圧が下がります。食べすぎにも注意が必要です。

あわせて、野菜や果物を積極的にとること（ただし、重い腎障害がある場合を除く。肥満や糖尿病のある人は果物をとりすぎない）、コレステロールや飽和脂肪酸を多く含む肉を控えめにして、魚を積極的にとることなどが勧められます。

また、運動不足は高血圧を招く要因のひとつなので、食事療法とあわせて運動療法が欠かせません。降圧効果のためにも、安全のためにも、無理のない軽めの運動を習慣にすることがお勧めです。少々血圧が高めでも、息が切れない程度の運動は可能です。運動の前後に血圧測定をして、運動後の血圧が下がっているようなら、運動の効果は期待できます。

そのほか、大量飲酒や喫煙も血圧を上げる要因です。お酒はほどほどにして、たばこを吸っている人は禁煙しましょう。

血圧が目標まで下がらなければ降圧薬を使う

食事や運動など、生活習慣の改善に努めても血圧が目標値まで下がらなければ、降圧薬をのむべきです。高血圧は脳卒中の最大の危険因子であり、降圧薬はその発症率と死亡率を明らかに低下させます。

1950〜70年代、血圧を下げる治療といえば、利尿薬を使って体から塩分を除くことが中心でした。しかし、この治療では、血圧は下がっても、結果的に血液を濃縮させるなどの副作用があり、長期にわたって使うには問題がありました。その後、自律神経系の交感神経の緊張を緩和して血圧を下げる薬（β《ベータ》遮断薬）や、血管壁の平滑筋に作用して血管を拡張させる薬（カルシウム拮《きっ》抗《こう》薬）が開発され、こうした薬を組み合わせて高血圧を治療するようになりました。

さらに、血管を収縮させて血圧を上昇させるホルモンの作用を抑える薬（アンジオテンシン変換酵素阻害薬、アンジオテンシンⅡ受容体拮抗薬）が開発され、これらには心臓や腎臓などを保護する効果もあることがわかってきました。そのため、今はこれらの薬が主流になっています。また、肥満があり、塩分の摂取が多い人などでは、アルドステロン拮抗薬も効果があがっています。

最近では、有効性の高い組み合わせをあらかじめひとつの薬に配合した合剤も

高血圧の治療薬（降圧薬）の主な種類

分類名	作用の特徴	一般名	主な商品名
利尿薬	尿量を増やして水分と塩分を排出させ、血流量を減らす	ヒドロクロロチアジド	ダイクロトライド
		フロセミド	オイテンシン、ラシックス
β遮断薬	自律神経に作用して心臓の働きを抑え、血流量を減らす	アテノロール	テノーミン
		カルテオロール	ミケラン
		カルベジロール	アーチスト
α遮断薬	自律神経に作用して血管を拡張させる	ウラピジル	エブランチル
		ドキサゾシン	カルデナリン
カルシウム拮抗薬	血管壁の平滑筋に作用して血管を拡張させる	アゼルニジピン	カルブロック
		アムロジピン	ノルバスク、アムロジン
		ベニジピン	コニール
アンジオテンシン変換酵素阻害薬	血管を収縮させるホルモンの量を減らして血管を拡張させる	エナラプリル	レニベース
アンジオテンシンⅡ受容体拮抗薬（ARB）	血管を収縮させるホルモンの働きを妨げて血管を拡張させる	オルメサルタン	オルメテック
		カンデサルタン	ブロプレス
		テルミサルタン	ミカルディス
		バルサルタン	ディオバン
		ロサルタン	ニューロタン
アルドステロン拮抗薬	腎臓でナトリウムの再吸収を抑えて、血流量を減らす	エプレレノン	セララ
ＡＲＢ＋利尿薬合剤	1剤でARBと利尿薬の作用をあわせもつ	ロサルタン・ヒドロクロロチアジド	プレミネント
		カンデサルタン・ヒドロクロロチアジド	エカード
		バルサルタン・ヒドロクロロチアジド	コディオ
		テルミサルタン・ヒドロクロロチアジド	ミコンビ
		オルメサルタン・アゼルニジピン	レザルタス
ＡＲＢ＋カルシウム拮抗薬合剤	1剤でARBとカルシウム拮抗薬の作用をあわせもつ	バルサルタン・アムロジピン	エックスフォージ
		カンデサルタン・アムロジピン	ユニシア
		テルミサルタン・アムロジピン	ミカムロ

登場しています。

こうした薬をきちんと使えば、たいていの人はガイドラインに示された降圧目標までコントロールできるようになっています。血圧が高い人は、必要なら薬を使ってでも、きちんと血圧を下げることが、脳卒中を防ぐ第1のポイントです。

血糖値が高い人は

糖尿病はちょっとあやしい時期の管理が大切

糖尿病という病気を理解していただくために、まず血液中のブドウ糖とインスリンというホルモンの関係について少しお話ししておきましょう。

私たちの膵臓《すいぞう》からは、常にほぼ一定量のインスリンが分泌されています（基礎分泌）。食事をすると、血液中のブドウ糖が増えて血糖値（血液中のブドウ糖の濃度）が上昇します。すると、それが刺激となって膵臓からインスリンが分泌されます（追加分泌）。インスリンには食事から得たブドウ糖をエネルギー源として利用したり、余分なブドウ糖を蓄えたりするときに欠かせない作用があり、血糖値を下げるように働きます。血糖値の変動に応じて必要な量のインスリンがタイミングよく分泌されることで、健康な人の血糖値は、食事のたびに変動しながらも、一定の範囲に調節されているのです。

　ところが糖尿病の人は、膵臓でのインスリン分泌が低下したり、分泌されたインスリンの効きが悪くなったりして、インスリンの作用が不足するために、血液中のブドウ糖が増えすぎて、慢性的に血糖値が高くなります。

　糖尿病になっても、早期のうちは症状がありませんが、放っておくとしだいに血管が傷んで、合併症が起こってきます。壊疽《えそ》で脚を切断したとか、網膜症で失明した、腎症で透

健康な人の血中インスリン値、血糖値の変動

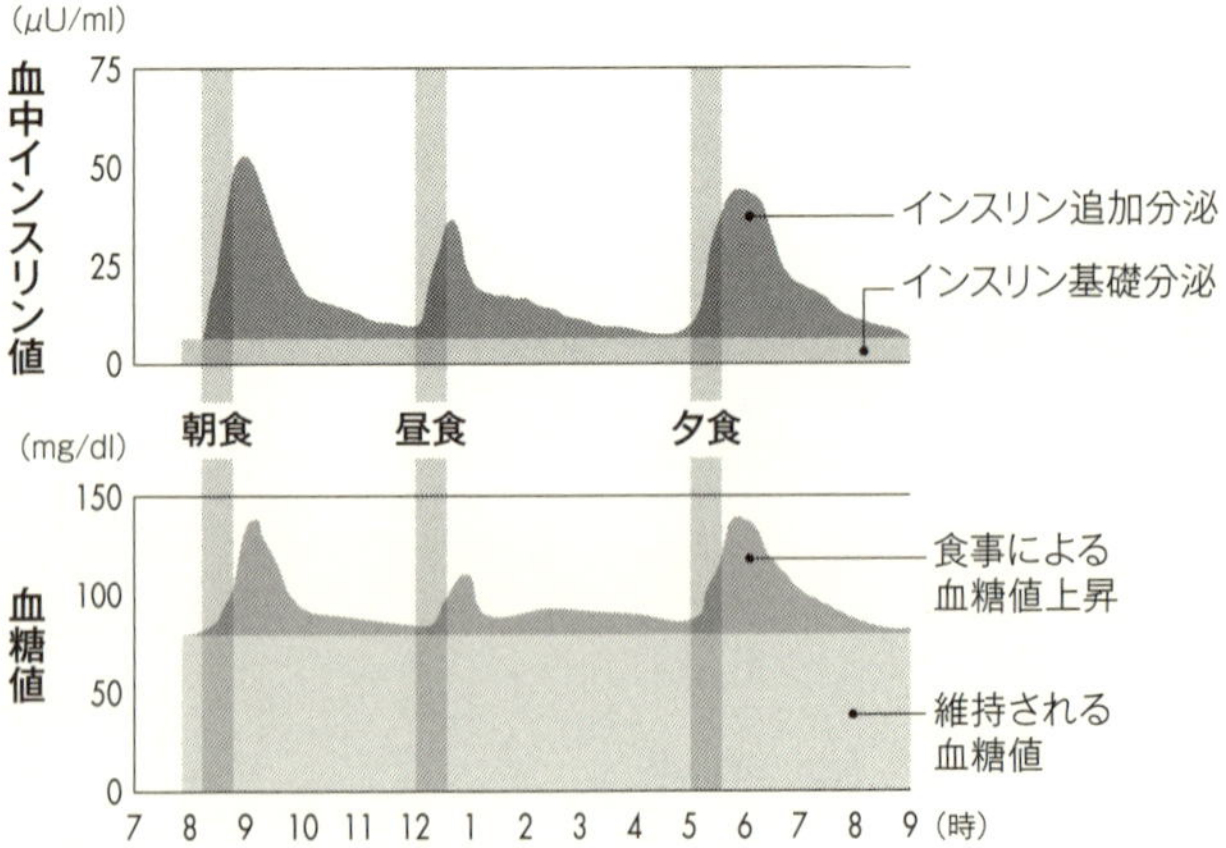

糖尿病の判定基準

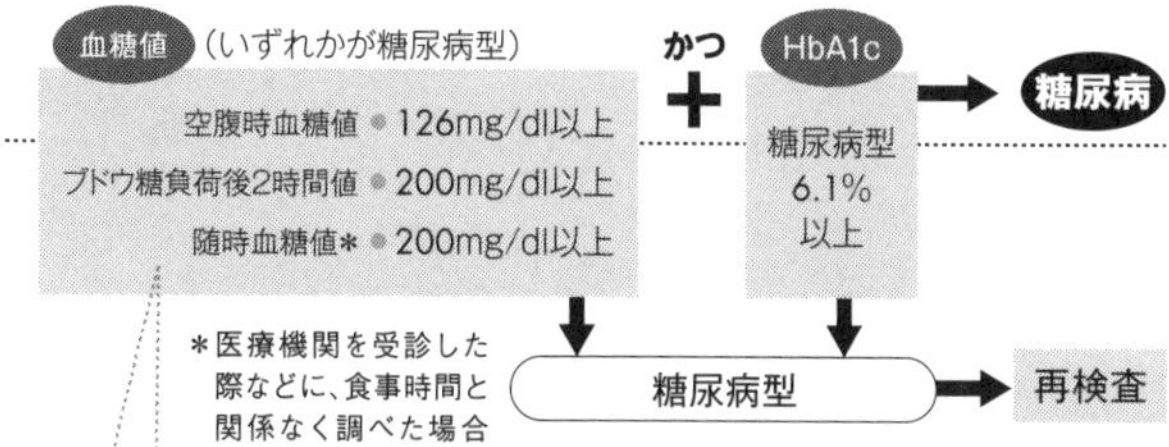

＊医療機関を受診した際などに、食事時間と関係なく調べた場合の血糖値。

血液検査で血糖値とHbA1c（ヘモグロビンエーワンシー）の両方が糖尿病型の場合は、糖尿病と診断される。どちらか一方だけが糖尿病型の場合は、再検査が必要。

血糖値の判定基準

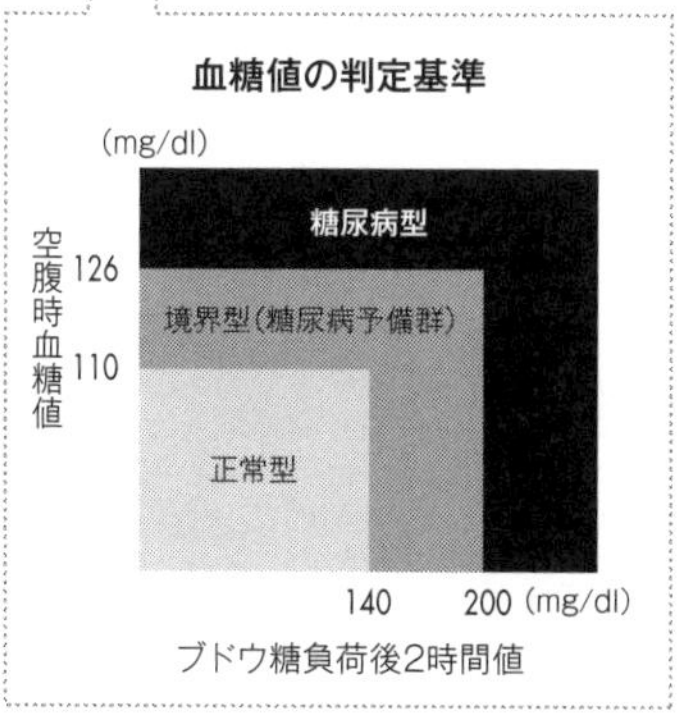

空腹時血糖値が110mg/dl未満でブドウ糖負荷後2時間値が140mg/dl未満なら「正常型」、空腹時血糖値が126mg/dl以上またはブドウ糖負荷後2時間値が200mg/dl以上なら「糖尿病型」と判定する。この2つの間が「境界型」となる。

（資料：日本糖尿病学会『糖尿病治療ガイド2010』をもとに作成）

析になったなどという怖い話を聞いたことがある人も多いと思います。これらは細い血管（細小血管）が傷んだために起こる糖尿病特有の合併症です。さらに、動脈硬化が促進されて、脳卒中や心筋梗塞なども起こりやすくなるのです。これが糖尿病の怖いところです。

血糖値が高いとわかったら、こうした合併症を予防するために、血糖コントロールをしていきましょう。

血糖コントロールの指標と評価

指標	コントロールの評価とその範囲				
	優	良	可		不可
			不十分	不良	
ヘモグロビンA1c*（%）	5.8未満	5.8〜6.5未満	6.5〜7.0未満	7.0〜8.0未満	8.0以上
空腹時血糖値（mg/dl）	80〜110未満	110〜130未満	130〜160未満		160以上
食後2時間血糖値（mg/dl）	80〜140未満	140〜180未満	180〜220未満		220以上

＊従来、日本で用いられてきたJDS値の場合。国際標準値はJDS値に0.4%を加えた値になる。他出も同様。

糖尿病の合併症を防ぎ、進行を抑えるには、「優」または「良」の血糖コントロールを目指す必要があるとされている。

（資料：日本糖尿病学会『糖尿病治療ガイド2010』）

インスリンが足りないのか、あってても効かないのか

治療を進める際の血糖コントロールの目安としては、「ヘモグロビンA1c〈エーワンシー〉(HbA1c)」がよく用いられます。ヘモグロビンA1cとは、赤血球中のヘモグロビン(血色素)にブドウ糖が結合した「糖化ヘモグロビン」の一種です。ヘモグロビンA1cは血糖値が高い状態にあるほど増え、一度ヘモグロビンと結合したブドウ糖は赤血球の寿命が尽きるまで付いたままなので、その割合を調べると、検査前1~2か月の血糖の状態がわかります。最近では、糖尿病の診断にも用いられるようになっていますが、特に治療を進めるうえで重要な目安になります。

さらに、糖尿病では、血液中のインスリン濃度(血清IRI値)を血糖値やヘモグロビンA1cとあわせて比較検討することによって、インスリンの分泌量が足りないのか、それともインスリンが効きにくいのかの状態が把握できます。これによって最適な治療方針を見つけられるのです。

インスリンがあっても作用不足で血糖値が下がらない状態を、「インスリン抵

抗性」といいます。こうなると、インスリンが血液中にダブついて「高インスリン血症」も引き起こされます。糖尿病は、発症の何年も前から高インスリン血症になり、高血糖が始まります。〝ちょっと高め〟のこの時期こそ、食事療法・運動療法が効果的で、適切な対応が糖尿病予防につながります。

いっぽう、インスリン濃度が低い場合は、すでにインスリンの分泌量が不足していると考えられます。こうなると、食事療法・運動療法だけでは血糖コントロールが難しくなります。そういう人の食事制限を強化しても、ストレスが増すばかりで効果はあまり期待できません。こうなったら、私は、薬を使ってインスリン量を増加させる治療を考えます（116ページ参照）。

治療の基本となる食事療法と運動療法

糖尿病の食事療法・運動療法は、予防法でもあり、治療の基本でもあります。膵臓からのインスリン分泌が保たれている場合は、これだけで血糖コントロールがかなり改善するはずです。薬を使いはじめても、食事療法・運動療法は欠かせません。

食事療法では、「適切なエネルギーで、バランスよく、規則正しく食べる」ことがポイントです。糖尿病というと、糖質をとることばかりがいけないように思われがちですが、脂質の摂取にも注意が必要です。特に夕食は、揚げ物や油いためは少量にとどめましょう。間食も〝別腹〟ではありません。なかでも糖分と脂肪分を同時にとるアイスクリームやケーキなどは、血糖値を一気に上昇させるので要注意です。それを念頭においたうえで、摂取エネルギーや配分を決めていきます。

運動療法は、単に消費エネルギーを増やしてやせることが目的ではありません。適度な運動をすると、血液中のブドウ糖の利用が促進されて、血糖値が下がります。また、継続して運動を行っていると、インスリンが効きやすくなります。じつは、インスリン抵抗性を改善する最もよい方法が運動なのです。運動は、高血圧や脂質異常症など、動脈硬化の危険因子となる生活習慣病もあわせて改善してくれるので、どんな健康食品より効果的です。

インスリン量が足りなくなったら薬を加える

食事療法や運動療法を行っても血糖コントロールができない患者さんは、インスリン濃度が不十分なことが多いものです。インスリン量が足りなくなったら、薬で増やす治療を加える必要があるでしょう。

通常、のみ薬の経口血糖降下薬を使いますが、その際も、血糖値とインスリン値によって適する薬の種類が異なります。インスリン分泌の状態に応じて薬が選択されているという話を聞けば、患者さんも自分の病態を理解して治療に取り組めるでしょう。

治療はしていても、食事による血糖値の上昇に伴って十分な量のインスリンが分泌されていなければ、中途半端な治療になってしまいます。治療中もインスリン濃度をチェックして、もしインスリン分泌を促進するのみ薬を使っても、まだインスリンが不足している状態であれば、早めにインスリン注射に切り替えて、インスリンを補充します。

糖尿病の治療薬の主な種類

分類名	作用の特徴	一般名	主な商品名
スルホニル尿素薬（SU薬）	膵臓を刺激してインスリン分泌を促進する	グリメピリド	アマリール
速効型インスリン分泌促進薬（グリニド薬）	速く効果が現れて食後の高血糖を改善する	ナテグリニド	ファスティック、スターシス
ビグアナイド薬	膵臓での糖の産生を抑え、インスリン抵抗性を改善する	メトホルミン	メルビン
チアゾリジン薬	インスリン抵抗性を改善する。浮腫（むくみ）が多く、日本人には使いにくい	ピオグリタゾン	アクトス
α-グルコシダーゼ阻害薬	腸での糖の吸収を遅らせ、食後の血糖値の急上昇を抑える。腹部膨満感、おなら、大腸憩室症の人には向かない	ミグリトール	セイブル
DPP-4阻害薬	食事をして血糖値が上がったときだけインスリン分泌を促進する。低血糖や体重増加が起こりにくい	シタグリプチン	グラクティブ、ジャヌビア
		ビルダグリプチン	エクア
		アログリプチン	ネシーナ
GLP-1受容体作動薬（注射）	血糖値が高いときだけインスリン分泌を促進する。食欲を抑える	リラグルチド	ビクトーザ
		エキセナチド	バイエッタ
インスリン製剤（注射）	不足するインスリンを体外から補給する。長時間作用型で基礎分泌を、速効型で追加分泌を補う	インスリングルリジン	アピドラ
		インスリングラルギン	ランタス

私の2型糖尿病治療法

糖尿病の治療による血糖コントロールの評価は、ヘモグロビンA1c5・8%未満が「優」、5・8%以上6・5%未満が「良」とするガイドラインが出ています。ヘモグロビンA1c6・5%以上はコントロールが不十分、不良などとみなされます（112ページ参照）。

糖尿病の治療では、ヘモグロビンA1c6・5%未満にしなくてはなりません。患者さんが努力しても改善しないのは、ほとんどが医師や医療スタッフの学識の欠如によるところが大きいと思います。

ここで、私の考える2型糖尿病（生活習慣のかかわりが深いタイプの糖尿病）の新しい治療方針の案を示します。

先手を打って予防するために、まずステップ1として、ヘモグロビンA1c5・5%以上は運動療法と食事療法を指導します。まだ糖尿病と診断はされなくても、このくらいからインスリン分泌不全が始まっているからです。糖尿病の人も、運動療法と食事療法は治療の基本となります。

運動療法は、有酸素運動を毎日、食後1時間から2時間の間に15分から30分行います。血糖値が高い人は、毎食後行うとさらに効果が出ます。空腹時の運動は血糖値を上昇させてしまい、食事後すぐの運動は内臓への血流を低下させてしまうので、注意してください。

食事療法は、『糖尿病食事療法のための食品交換表』（日本糖尿病学会編）を参考にしてください。炭水化物（Ⅰ群）、果物（Ⅰ群・表2）、脂肪（Ⅲ群・表5）の減量が基本です。また、夜食は、翌朝の空腹時血糖を上昇させ、翌日じゅう高血糖状態が続くので要注意です。

食事・運動療法を行ってもヘモグロビンA1c5・8％未満にならなければ、ガイドラインの優を目指してステップ2に移行して薬物治療を開始します。「DPP-4阻害薬」は糖尿病の新しい内服治療薬で、従来の経口血糖降下薬と違って、食事をして血糖値が上がったときだけインスリン分泌を促すように働きます。ほかの薬と違って食事と関係なく使用でき、この薬を単独で使っているかぎり低血糖はまず起きないとされているので、患者さんにはたいへん都合のよい薬と考えられます。そのため、最近では、糖尿病の薬物治療を始めるときには、まずこのDPP-4阻害薬を使うことを私は勧めています。ただし、腎機能が低下している人にはこの薬は適しません。

2～4か月経過してもヘモグロビンA1c6・5%以上であれば、ステップ3に進んで治療を強化します。ステップ4以降も同様に考えていきます。

私の簡単2型糖尿病治療方針

Step1	食事療法+運動療法
Step2	DPP-4阻害薬
Step3	DPP-4阻害薬+少量のスルホニル尿素薬(SU薬)または α-グルコシダーゼ阻害薬・ビグアナイド薬・チアゾリジン薬の追加
Step4	少量のスルホニル尿素薬+ビグアナイド薬+速効型インスリン分泌促進薬(DPP-4阻害薬を中止して)
Step5	BOT療法:長時間作用型インスリン製剤(基礎分泌を補う)+内服薬(追加分泌を促進)
Step6	強化インスリン療法:インスリンの頻回注射(膵臓が疲弊してインスリン分泌が極めて低下した場合)

治療を進めていくうえで大事なことは、食事におけるインスリン追加分泌量とインスリン基礎分泌量のチェックです。インスリン量が健康な人と変わりがないようにするのが、内服治療の理想であると考えています。

糖尿病は合併症が怖い病気です。治療中は定期的な検査で合併症のチェックを続けることも大切です。血糖値が高い状態が続くと、血液粘度も高くなり血管内皮細胞の機能を低下させ、動脈硬化が進行します。頸動脈エコーは糖尿病の合併症のチェックにも役立ちます。

脂質異常がある人は

いちばん危ないのは〝悪玉〟のＬＤＬコレステロール

動脈硬化のなかでも、血管壁にプラークができるタイプは「粥状硬化」と呼ばれます。コレステロールなどがお粥のように軟らかい塊になって血管壁にたまるからです。その最大の原因が「脂質異常症（高脂血症）」で、血液検査で「コレステロールが高い」「中性脂肪が高い」といわれるものです。

コレステロールというと〝悪いもの〟というイメージがあるかもしれませんが、本来、私たちの体にとってなくてはならないものです。私たちの体の細胞をつくるのに必要で、ホルモンの材料にもなります。ただ血液中に多くなりすぎると、困ったことに動脈硬化を促進してしまうのです。

コレステロールとひと口にいっても、動脈硬化に関しては〝悪玉〟と〝善玉〟

があるのをご存じでしょうか？

コレステロールや中性脂肪などのあぶらは、そのままでは水に溶けないため、血液中では、水になじみやすいたんぱく質などと結びついた粒子の形をとって全身を巡っています。この粒子を「リポたんぱく」といいます。血液検査の結果を見ると、「LDLコレステロール」とか「HDLコレステロール」とか書いてあると思いますが、これはLDLとかHDLという種類のリポたんぱくに含まれるコレステロールを指しています。「総コレステロール」は血液中のすべての種類のリポたんぱくに含まれるコレステロールということです。

LDLは肝臓から全身の組織へコレステロールを運ぶリポたんぱくです。これが多すぎると、動脈硬化が促進されるため〝悪玉〟と呼ばれています。LDLコレステロールが高いのは、動脈硬化の最大の危険因子とされています。

いっぽうHDLは、余分なコレステロールを肝臓へ運び戻す働きをしていて、動脈硬化を防ぐように働きます。そのため、HDLコレステロールは〝善玉〟と呼ばれ、こちらは値が低すぎると動脈硬化が進みやすくなります。

脂肪組織に蓄えられたいわゆる「体脂肪」も中性脂肪ですが、血液検査でいう中性脂肪とは、コレステロールと同様、リポたんぱくに含まれて血液中を巡っているものを指します。中性脂肪が高いことも、動脈硬化が進みやすくなるとされています。

つまり、ＬＤＬコレステロールと中性脂肪の値は高すぎることが、ＨＤＬコレステロールの値は低すぎることが動脈硬化を促進する要因になり、下の表のような基準で脂質異常症と判定されます。

食べ物からとらなくても、体内でつくられる

脂質異常症とわかれば、まずは食事・運動療法（生活習慣の改善）を行います。

「コレステロールが高い」といわれると、卵の食べすぎ

脂質異常症の診断基準（空腹時採血）

高LDLコレステロール血症	● LDLコレステロール　140mg/dl以上
低HDLコレステロール血症	● HDLコレステロール　40mg/dl未満
高中性脂肪血症	● 中性脂肪　150mg/dl以上

（資料：日本動脈硬化学会『脂質異常症治療ガイド2008年版』）

か、などと思う人もいるかもしれません。たしかに、卵にはコレステロールが多く含まれ、多量にとり続ければ血液中のコレステロールを増やすこともあります。しかし、コレステロールのうち、食べ物から直接取り入れられるのはじつは2割ほどにすぎず、残りは体内で合成されています。

同様に、「中性脂肪が高い」といわれると、食事で脂肪をとらなければよいと思われがちですが、甘い物を食べすぎても、お酒を飲みすぎても、とりすぎたエネルギーは体内で中性脂肪に換えられます。

もちろん、LDLコレステロールが高い人は、コレステロールを多く含む食品のとりすぎはいけませんが、特定の食品を避ければよいというものでもないのです。バターや肉類などの動物性脂肪をとりすぎていないかなど、食事の内容を見直すとともに、食べすぎないことが大切です。

運動不足は脂質異常症の原因のひとつであり、動脈硬化のリスクを高めます。適度な運動を習慣にすることも大切です。特に、中性脂肪が高い、HDLコレステロールが低いという場合は、運動療法が効果的です。

画像診断を取り入れた脂質管理法

脂質異常症の治療は、日本動脈硬化学会によるガイドラインをベースに行っています。このガイドラインでは、高LDLコレステロール血症に加えて、動脈硬化の危険因子をいくつもあわせもつ人ほど、LDLコレステロールの管理目標値は低く

高LDLコレステロール血症の管理目標値

患者カテゴリー	一次予防			二次予防
	Ⅰ(低リスク群)	Ⅱ(中リスク群)	Ⅲ(高リスク群)	
LDLコレステロール以外の主要危険因子*	0	1~2	3以上	—
冠動脈疾患	なし	なし	なし	あり

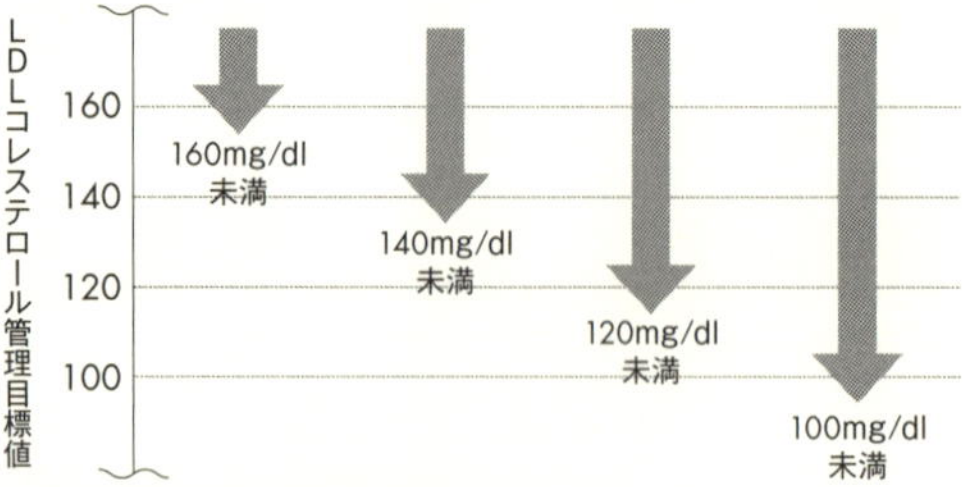

***LDLコレステロール以外の主要危険因子**

1. 加齢(男性:45歳以上、女性:55歳以上)　2. 高血圧　3. 糖尿病(耐糖能異常を含む)　4. 喫煙　5. 冠動脈疾患の家族歴　6. 低HDLコレステロール血症(40mg/dl未満)

〈糖尿病、脳梗塞、閉塞性動脈硬化症の合併はカテゴリーⅢとする〉

(資料:日本動脈硬化学会『動脈硬化性疾患予防ガイドライン2007年版』をもとに作成)

脂質異常症の治療薬の主な種類

分類名	LDLコレステロール	中性脂肪	HDLコレステロール	一般名	主な商品名
スタチン系薬	▼▼▼	▼	△	プラバスタチン	メバロチン
				シンバスタチン	リポバス
				フルバスタチン	ローコール
				アトルバスタチン	リピトール
				ピタバスタチン	リバロ
				ロスバスタチン	クレストール
陰イオン交換樹脂	▼▼	−	△	コレスチミド	コレバイン
				コレスチラミン	クエストラン
小腸コレステロールトランスポーター阻害薬	▼▼	▼	△	エゼチミブ	ゼチーア
フィブラート系薬	▼	▼▼▼	△△	ベザフィブラート	ベザトール、ベザリップ
				フェノフィブラート	トライコア、リピディル
				クリノフィブラート	リポクリン
				クロフィブラート	ビノグラック
ニコチン酸誘導体	▼	▼▼	△	ニセリトロール	ペリシット
				ニコモール	コレキサミン
				ニコチン酸トコフェロール	ユベラN
プロブコール	▼	−	▼▼	プロブコール	シンレスタール、ロレルコ
EPA	−	▼	−	イコサペント酸エチル	エパデール

▼▼▼:25%以上低下　▼▼:20~25%低下　▼:10~20%低下
△:10~20%上昇　△△:20~30%上昇　−:10%低下~10%上昇

(資料:日本動脈硬化学会『動脈硬化性疾患予防のための脂質異常症治療ガイド2008年版』をもとに作成)

なっています（126ページのグラフ参照）。危ない人ほど、血液中の脂質をしっかりコントロールする必要があるということです。

食事・運動療法で目標が達せられなければ、薬物治療を加えます。

ただ、血液検査でわかる危険度というのは、あくまで統計的な確率の話です。実際には、合併症が起こる確率が高くても起こらない人もいるし、確率が低いのに起こる人も出てきます。そこで私は、頸動脈エコーなどの画像診断を加えて個々の患者さんの実際の危険度を判断し、それに基づいて治療計画を立て、一般的なガイドラインの目安より一歩踏み込んだ脂質管理を行っています。

脂質管理のための画像診断としては、頸動脈エコーで、まず血管壁が動脈硬化で厚くなっていないか、IMT測定（56ページ参照）を行います。高血圧では動脈壁の中膜の平滑筋が厚くなっていきますが、脂質異常症があると、内膜にコレステロールが沈着してプラークができやすくなります。IMTでは、その両方の変化をあわせて測定していることになります。

低リスク群（危険因子が高LDLコレステロール血症だけ）で、IMTが1㎜

以下（異常なし）であれば、薬物療法は行わずに食事・運動療法で経過を見ます。中リスク群（高LDLコレステロール血症以外の危険因子が1〜2）でIMT1㎜以上であれば、LDLコレステロールの管理目標値を120㎎／dl未満で、かつLDLコレステロールとHDLコレステロールの比率がLDL／HDL＝1・5〜2・0以下を目標にして、治療を行います。プラークが大きくなりやすい人はLDL／HDL＝1・5以下を目指すべきでしょう。治療には主にスタチン系の薬（127ページの表参照）を使い、年1回の頸動脈エコーで経過を見ます。高リスク群でIMT2・6㎜以上なら、ガイドラインの二次予防（冠動脈疾患の再発予防）に準じて、LDLコレステロールの管理目標値を100㎎／dl未満で、かつLDL／HDL＝1・5以下を目標にして治療を行います。

LDLコレステロールを下げる治療の中心となるスタチン系の薬には、プラークを安定化する効果もあります。すでに頸動脈にプラークが見つかっている人では、脳梗塞を予防する治療としても重要です。

メタボリックシンドロームが気になる人は

脂肪細胞が小さくなれば脳梗塞が減る！

食事でとった糖質や脂質は主にエネルギー源として使われますが、必要なときに使えるように余剰分を蓄えるしくみがあります。糖質（砂糖や炭水化物など）はブドウ糖に分解され、一部が肝臓や筋肉でグリコーゲンとして一時的に蓄えられますが、過剰にとっていると、血液中のインスリンの作用により、脂肪細胞に取り込まれて中性脂肪として蓄えられます。

私たちの体の中でエネルギーを蓄える最大の臓器が脂肪組織です。成人になってからは脂肪細胞の数は増えませんが、ひとつひとつの脂肪細胞が大きくなって、多くの中性脂肪を蓄えます。

最近では、脂肪組織は単なるエネルギーの貯蔵庫ではなく、さまざまな生理作用を起こす物質を分泌していることがわかってきました。大きくなった脂肪細胞からは、血栓を起こす物質、糖尿病を起こす物質、血管に炎症を起こす物質など、動脈硬化を促進するようなさまざまな作用の物質が分泌されていたのです。肥満を解消して脂肪細胞が小さくなると、動脈硬化改善物質（アディポネクチン）の分泌も増え、脳梗塞や心筋梗塞のリスクも減ってきます。

こうした働きは、脂肪組織のなかでも、皮下脂肪より、腹部の臓器のまわりにたまる内臓脂肪が中心になっていると考えられています。肥満のもたらす害はいろいろありますが、動脈硬化に関しては、特におなかの脂肪が危険とわかってきたのです。

おなかの脂肪が気になったら「ちょっとちょっと病」に注意

脂肪細胞が大きくなるとインスリン抵抗性（インスリンが効きにくくなる）も高くなります。これが糖尿病や脂質異常症へとつながることもあります。インスリン抵抗性が高いと、血圧を上げる物質も増えます。動脈硬化が進みやすく、血管内では血栓ができやすい状態になります。こんな状況になるのが、最近注目されている「メタボ」つまり「メタボリックシンドローム（代謝症候群）」です。

メタボというと腹囲のサイズばかりが取り沙汰されていますが、単に肥満ということではありません。内臓脂肪の蓄積（腹部肥満）のうえに、脂質代謝異常、血圧高値、高血糖といった動脈硬化の危険因子をいくつもあわせもった状態をいいます

メタボリックシンドロームの診断基準

内臓脂肪（腹腔内脂肪）蓄積

●**腹囲**
男性85cm以上／女性90cm以上
（内臓脂肪面積　男女とも100cm²以上に相当）

＋ 上記の内臓脂肪蓄積の条件を満たし、以下のうち2項目以上を満たすこと

血清脂質

●**中性脂肪（TG）**
150mg/dl以上
かつ／または
●**HDLコレステロール**
40mg/dl未満

血糖値

●**空腹時血糖値**
110mg/dl以上

血圧

●**収縮期血圧**
130㎜Hg以上
かつ／または
●**拡張期血圧**
85㎜Hg以上

（右ページの診断基準参照）。

血圧や血液検査の値は〝ちょっと高め〟〝ちょっと低め〟くらいでも、動脈硬化を促進し、血栓ができやすくなる要因がいくつも重なることで、脳卒中などの危険性も高くなります。おなかの脂肪が気になってきたら、この〝ちょっとちょっと病〟になっていないか注意が必要です。

厚生労働省の指定した特定健診は、「メタボ健診」などと呼ばれるように、こうした状態を早期に把握して改善することで、心筋梗塞や脳梗塞などを予防することを大きなねらいとしています。

ただし、なかには腹囲や肥満度が異常値でなくても内臓脂肪の多い人もいて、そういう人が特定健診の指導対象から漏れてしまうという問題があります。また、高血圧や糖尿病、脂質異常症が重なっていても、肥満がなければ安心というものでもありません。特に、脳梗塞や心筋梗塞の家系、糖尿病の家系の人は、頸動脈エコーなどの検査を受けて、動脈硬化のチェックをしておくべきだと私は考えています。

体重は少し減らすだけでも効果が現れはじめる

メタボリックシンドロームは、食べすぎ、お酒の飲みすぎ、運動不足といったふだんの生活習慣によって悪化します。中性脂肪が高い人は、血液がドロドロのことが多く、水分をとろうが、健康食品をとろうが、中性脂肪が空腹時150mg／dl以上のままでは、血液がサラサラになるというわけにはいきません。もし250mg／dl以上なら、脳卒中の危険サインと考えて、頸動脈エコーを受けておきましょう。

メタボリックシンドロームといわれたら、まずは諸悪の根源である内臓脂肪を減らすことに努めましょう。とはいえ、肥満の人が標準体重（理想体重）を目標にダイエットを始めても、すぐに挫折して、あげくにリバウンドしてしまったという話をよく耳にします。肥満の改善は、減量した体重を維持することが大切で、長続きしなくては意味がありません。そのためには、気軽に無理なく行えるダイエットを考える必要があります。

現在、太ってはいるけれど、生活の支障や差し迫った危険がないなら、標準体重はひとまず置いておき、時間をかけて体重を1kgずつでも減らすことを考えてみましょう（148ページ参照）。肥満の人は、標準体重まで減量できなくても、少し体重が減るだけで脂質や血糖、血圧の値が改善しはじめます。

また、脂肪細胞の悪い働きを改善するには、食事療法とあわせて、有酸素運動を行うことが有効です。無理のないウォーキングなど、酸素を十分に利用して、息が切れない程度の強さの運動が適しています。こうした運動をしているときには、糖質と脂質が主なエネルギー源となります。食後1〜2時間のインスリン濃度が上がってきたころに運動を15〜20分続けると、効果的です。

〝ちょっとちょっと病〟は、早めに自覚すれば、食べすぎ・飲みすぎを〝ちょっと我慢〟し、運動を〝ちょっと頑張る〟生活を習慣にすることで、脳卒中のリスクを減らすことにつながります。

放っておくと危険な不整脈「心房細動」

心臓でできる血栓が重症の脳梗塞を引き起こす

脳梗塞のなかでも、心臓内でできた血栓が脳へ流れていって血管を詰まらせる「心原性脳塞栓症」は、多くが「心房細動」という病気が原因で起こります。

読売巨人軍元監督の長嶋茂雄さんを襲ったのも、こうした脳梗塞でした。日本中を驚かせたこのニュースによって、心臓の病気で起こる脳卒中があることを初めて知ったという人も多いのではないでしょうか。

心房細動は不整脈の一種で、心臓の上半部にある心房が細かくふるえて心臓がうまく収縮できなくなるために、拍動が不規則になる病気です。発作中は心房がけいれん状態になって、異常に速い脈が、強さも間隔もバラバラに現れます。

脈が乱れて、たいていの患者さんは強い動悸《どうき》や胸の不快感に襲われますが、それ自体が命にかかわることはめったにありません。怖いのは、この状態が長い時間続くと、心房内の血液がよどんで、血栓（血液のかたまり）ができやすいことです。

しかも、血管より広い心房内では血栓が大きくなりやすく、それが脳へ流れていくと、突然、脳の太い血管を詰まらせるため、脳の組織が広い範囲にわたって死んでしまい、重症の脳梗塞になりがちです。血栓は脳ばかりでなく、腎臓などの血管を詰まらせて塞栓症を起こすこともあります。

心房細動があるとわかったら、放っておいてはいけません。

心房細動があれば血栓を防ぐ治療も

心原性脳塞栓症を予防するには、心房細動などのある人は、まずその治療が欠かせません。心房細動の治療としては、発作の予防や症状をやわらげるために「抗不整脈薬」などによる薬物治療が行われます。心房細動に対しては、ベプリジル（商品名：ベプリコール）や、強心薬でもあるジギタリス製剤などの薬をよく用います。あわせて、禁酒を徹底することが大切です。右心不全でむくみが出ているような人では、酸素の吸入が有効なこともあります。

また、最近では、「カテーテルアブレーション」という治療が行われることもあります。これは、心臓内へカテーテルを送り込み、不整脈を起こす異常な電気刺激を発している部位を高周波の電磁波で焼くという治療法です。比較的年齢が若い人で、抗不整脈薬に反応しない状況が継続しているような場合に勧められます。高齢者にはあまり適応がありません。

心房細動の発作が長い時間続く人などでは、あわせて、血栓ができるのを防ぐ治療が、脳梗塞を防ぐために重要です。通常、ワルファリンカリウム（商品名：ワーファリンなど）という「抗凝固薬」を服用します。この薬は、効果の現れ方に個人差が大きく、効きすぎると出血が止まりにくくなるので、血液検査で効き方をチェックしながら使います。また、高齢者や食事療法ができない人などでは、最近では副作用の少ない抗血小板薬のクロピドグレル（商品名：プラビックス）なども使用します。アスピリンは消化性潰瘍の副作用が現れることが多いので使用することは少なくなっています。

ワルファリンカリウムは食品に含まれるビタミンKによって働きがさまたげられるため、この薬を使っている人は食べ合わせにも注意が必要です。納豆や青汁など、ビタミンKを特に多く含むものはとらないようにします。ビタミンKが比較的多く含まれる緑黄色野菜なども、とりすぎないようにしましょう。

心房細動がある人のなかでも、高血圧や糖尿病があると脳梗塞を起こすリスクがいっそう高くなるので、こうした病気の治療もあわせて行うことが大切です。

こんな危険因子も見過ごせない

たんぱく尿が3か月続いたら腎臓病が疑われる

あまり知られていませんが、最近では、腎臓の機能が低下する「慢性腎臓病（ＣＫＤ）」も脳卒中のリスクを高める生活習慣病のひとつと考えられています。慢性腎臓病は、進行してしまうと改善するのがたいへん難しくなるので、早期に発見して腎臓を保護する治療を強化していく必要があります。

尿検査でたんぱく尿が3か月続いたら、腎臓病があることはまず間違いないでしょう。腎臓病はかなり進行しないと症状が現れませんが、「尿にたんぱくが出ていますね」といわれたら、軽視してはいけません。最近では、早期から対処していくために「推算糸球体濾過量《すいさんしきゅうたいろかりょう》（ｅＧＦＲ）」という指標で、腎機能をチェックすることが勧められています。

特に高血圧がある人は、腎臓病を合併すると心不全を起こしやすくなることを覚えておいてください。そのような場合、最近は腎臓を保護する作用もある降圧薬があるので、そういう薬を使うのが一般的です。たとえば、アンジオテンシンⅡ受容体拮抗薬のカンデサルタン（商品名：ブロプレス）、テルミサルタン（商品名：ミカルディス）などや、カルシウム拮抗薬のベニジピン（商品名：コニールなど）、アムロジピン（商品名：ノルバスクなど）、アルドステロン拮抗薬のエプレレノン（商品名：セララ）などです。

また、日本では、塩分によって血圧が上がりやすく、塩分が諸悪の根源になっている人が多いといわれます。そういう人が心不全で心臓がへばってきているときに、血液がサラサラになるなどと多量の水分をとれば、さらに体に負担をかけることになるので、くれぐれも注意してください（172ページ参照）。

「たかがいびき」とあなどれない！　睡眠時無呼吸症候群

寝ている間にたびたび呼吸が止まる「睡眠時無呼吸症候群」という病気を知っ

ていますか？　大きないびきをかき、それがピタッと止まるようなことを毎晩繰り返していたら、この病気かもしれません。睡眠1時間あたり10秒以上の呼吸停止（無呼吸）が5回以上起きていると、睡眠時無呼吸症候群と診断できます。

本人は睡眠中の異常に気づいていないことが多いのですが、睡眠時間は十分なのによく寝た気がせず、日中ひどい眠気に襲われたり、作業の能率が低下したりします。交通事故を招く原因にもなりかねません。心臓に負担がかかって、不整脈などの心臓病を引き起こすこともあります。さらには、この病気があると高血圧を招き、脳卒中のリスクも高めるとされているのです。「たかがいびき」では片づけられません。

では、なぜいきなり呼吸が止まるのでしょう。

多くは、睡眠中にのどの奥のほうの筋肉などがゆるんで気道（空気の通り道）をふさぐことが主な原因です。呼吸が止まると、息苦しいので目覚めた状態になって、再び呼吸を始めますが、眠るとまた止まります。ひと晩中これを繰り返すのですから、とても安眠はできません。

睡眠時無呼吸症候群の大きな原因が肥満です。太っている人は、のどのまわりにも脂肪がついて、気道が狭くなっています。軽症のうちなら、減量して体脂肪を減らすことで症状が改善することがあります。

寝るときは、あお向けになると気道がふさがりやすいので、なるべく横向きになったほうがよいでしょう。飲酒や睡眠薬の服用、過労などは、いびきや無呼吸を起こしやすくするので、できるだけ避けてください。症状が重くなれば、マウスピースのような装具で舌根の落ち込みを防いだり、睡眠中に鼻マスクから空気を送り込む「CPAP（経鼻的持続陽圧呼吸療法）」を行ったりします。効果が期待できる場合には、空気の通り道を広げる手術が行われることもあります。

脳動脈瘤はくも膜下出血の原因に

脳の動脈の血管壁にこぶのようなふくらみができることがあります。これが脳動脈瘤です。袋状になった血管壁は薄くなっているので、強い力が加わると、破裂してしまうことがあります。こうして起こるのがくも膜下出血で、脳卒中のなかでも最も死亡率の高いものです。

脳ドックなどで見つかる脳動脈瘤（未破裂脳動脈瘤）のうち、破裂するのはごく一部ですが、高血圧などがあると、そのリスクが高くなります。

未破裂脳動脈瘤が見つかった場合は、その大きさや形などから破裂する危険性が高いと考えられれば、予防的に治療を行うことがあります。最近は、カテーテルを使った血管内治療が主流です。カテーテルを用いて、動脈瘤の中に極細白金線を毛糸のように丸めて入れると血栓で固まって、動脈瘤はもう破裂する心配がなくなります。もちろん、動脈瘤のできた部位や形状によっては、開頭手術のほうがよい場合もあります。破裂の危険性が低ければ、定期的な検査を行いながら経過観察しますが、高血圧のある人は降圧治療をしっかり行うことが大切です。


脳卒中の危険因子のなかには、加齢や家族歴など、自分では避けられないものもありますが、多くは生活習慣の改善や治療でリスクを減らすことができます。減らせるリスクを減らすことが、脳卒中の予防につながります。

コラム　未破裂脳動脈瘤の治療でくも膜下出血を防げた！

脳卒中のなかでも、くも膜下出血の危険は予知しにくいものです。しかし、日常診療に画像検査を取り入れたことで、破裂する前の脳動脈瘤（未破裂脳動脈瘤）を発見できることもあるのを経験しました。

Eさん（65歳・男性）は、当初、痛風発作を起こして来院しました。発作の症状はまもなくおさまりましたが、原因である高尿酸血症ばかりでなく、高血圧や脂質異常症、肥満があり、血糖値も高めだったので、あわせて治療を始めました。これらの病気が重なると動脈硬化が進みやすいため、頸動脈エコーを行ったところ、すでに総頸動脈の狭窄率が50％に達していました。そこで念のためMRI・MRAで脳の画像検査を行ったら、脳動脈瘤が見つかったのです。幸いにもカテーテル治療で事なきを得ました。

脳動脈瘤自体は動脈硬化でできるわけではありませんが、破裂するまで症状は現れないので、画像診断を行わない限り、予防的治療はできません。

食生活改善のポイント

食べすぎれば脳卒中のリスクを増やす

脳卒中を予防するためには、生活習慣の見直しが欠かせませんが、なかでも重要なのは毎日の食事です。

現代の日本の食生活で最も大きな問題となっているのは、過食による肥満でしょう。肥満があると、糖尿病も、脂質異常症も、高血圧も起こりやすくなり、動脈硬化も進みやすくなります。逆にいえば、肥満を改善することは、こうした生活習慣病すべての改善につながるのです。

食事でエネルギーをとりすぎれば、余剰分は体脂肪として蓄えられます。肥満がある人は、日常生活で消費するカロリー以上に摂取していると考える必要があります。今のまま、食べたいだけ食べていたのでは、生活習慣病は予防できません。まずふだんの食べ方をチェックして、減量に努めましょう。

食事療法の基本は、標準体重から生活に応じた適正エネルギーを算出して、それを1日の総摂取エネルギーとしていくことです（計算のしかたは下の囲み参照）。食べすぎて太っていた人は、これで少しずつやせていきます。

そうはいっても、いきなり日々カロリー計算して食べるなどというのは現実的ではないでしょう。食事療法はなるべくシンプルにしないと長続きしません。そこで、効果的に摂取エネルギーを抑えるコツを紹介しておきましょう。

標準体重と適正エネルギーの計算式

適正エネルギー(kcal) ＝ 標準体重(kg) × 25〜30(kcal)

標準体重(kg) ＝ 身長(m) × 身長(m) × 22

■たとえば……身長165cmの人の場合

標準体重 ＝ 1.65 × 1.65 × 22 ＝ 59.895(≒60kg)

適正エネルギー ＝ 60 × 25〜30 ＝ 1500〜1800(kcal)

肥満の人はまず間食、夜食を減らそう

まず気をつけたいのが間食、夜食です。間食や夜食が多い人は、特に腹部の臓器のまわりにつく内臓脂肪がたまりやすく、これが動脈硬化につながりやすいので、それほど太っていない人でも注意が必要です。ふだん、間食や夜食をよくとっている人は、それを減らすことから始めましょう。

一般に、甘い物と果物は別と考えられていて、甘いお菓子はよくないが果物はヘルシーというイメージがあるようです。しかし、体内に入ってエネルギーとして使われるときには同じものになっています。すぐに運動で消費されればよいのですが、余分にとれば、やはり中性脂肪としてため込まれます。食後の果物もとりすぎには注意が必要です。ジュースなどの飲み物も例外ではありません。

脂質のとり方に注意する

現代の日本人の食事は一般に脂質のとりすぎの傾向があります。糖質やたんぱ

く質のエネルギーが1gあたり約4kcalなのに対し、脂質は1gあたり約9kcalと高カロリー。脂質の多い食事は、それだけ高カロリーになりやすいのです。

減量を目指すなら、毎日の食事で、マヨネーズやドレッシングなど、あぶら（動物性、植物性を含めて）を今までの半分にする習慣にしましょう。あぶらに気をつけていると、自然に肉などの脂身にも注意が向くようになるものです。

肉やバターなどに多く含まれる「飽和脂肪酸」は、血液中のLDL（悪玉）コレステロールや中性脂肪を増やして動脈硬化を促進しやすいので、脂質のなかでも特に控えめにしましょう。それに対し、植物油や魚油に多く含まれる「不飽和脂肪酸」には、LDLコレステロールや中性脂肪を減らすなど、動脈硬化の予防に役立つ働きもあります。ただし、健康によいといわれるオリーブ油や魚油もエネルギーが高いのは同じなので、とりすぎは肥満のもとです。

これなら続けられる！　ダイエットプラン

エネルギー収支もシンプルに考えてみましょう。

1kgやせるには、食事での摂取エネルギーを減らしたり運動での消費エネルギーを増やしたりして、エネルギー収支を7000kcalマイナスにしなければなりません。たとえば1か月で1kg減量しようと思えば、1日に約233kcal減らす必要がありますが、2か月かけるようにすれば1日に約117kcalです。

1日1回、茶わん1杯のご飯を半分に減らすと摂取カロリーを約80kcal減らすことができます。さらにバター、マヨネーズ、ドレッシングなどの使用量を減らせば摂取カロリーを40kcal減らすのは難しいことではありません。これで計120kcalが削減できることになります。3か月かけるなら、1日に約78kcal減らすだけでよいので、1日に1回ご飯を茶わん半分減らせばよいことになります。

これなら、できそうではありませんか?

夕食後はあまり体を動かさないため、夕食を減らすのが最も効果が期待できます。中性脂肪が高め、血糖値が高め、肥満があるという人は、夕食を減らせるかどうかがダイエットの成否を決めるカギになります。ひと言つけ加えれば、寝る前に少しでも(せんべい1枚でも)食べていたら、やせることはできません。

たまに余計に食べてしまっても、それで挫折しないで、そのぶん翌日の食事の量を減らそうと考えましょう。長続きさせるにはメリハリも必要です。ただし、無茶食いはそれまでの努力をふいにしてしまうので、注意してください。

減塩は誰もが心がけるべき

日本人は一般に塩分をとりすぎています。高血圧がある人に「減塩」が重要なのはもちろんですが、そうでない人でも、高血圧を予防し、ひいては脳卒中を予防するために大切なことです。「たんぱく源としては肉類より魚や大豆を」、そして「野菜を積極的にとる」なども、誰もが心がけたいことです。「1日の摂取エネルギーのなかでバランスよく食べる」という糖尿病の食事療法は、健康食の基本ともいえます。もっている病気によって、特に厳密な制限が必要な点は異なっても、基本は共通です。

健康食品もいけないとはいいませんが、基本的に生活習慣が変わらなければ、肥満の改善も難しく、病気の予防にはつながりません。

運動を生かすポイント

運動は強度・時間帯・継続時間の3要素で考える

生活習慣病の運動療法として勧められるのは、筋肉が使う酸素を呼吸で取り入れながら行える「有酸素運動」です。これが脳卒中の予防にもつながります。

では、どのように行うか。「運動はいつでもどこでも」といわれるのは過去の話です。運動をより効果的に生かそうと思ったら、①どのくらいの強さの運動を（運動強度）、②一日のうちのいつ（運動の時間帯）、③どのくらいの時間続けるか（運動の継続時間）を考える必要があります。

①運動強度

生活習慣病の予防と治療のための運動は、息切れがしたり、胸がドキドキ感じるようでは、強すぎます。息切れとは酸素不足の状態であり、それに対処する必要から呼吸が速くなり、心拍数が増加しているのです。これは有酸素運動の範囲を超えています。どんな種類の運動でも、その人にとって強すぎれば、無酸素運動になってしまいます。高血圧や糖尿病、脂質異常症などの運動療法としては、鼻歌を口ずさめるくらいの強さの運動で十分です。特に運動の開始から約5分間はかなりペースを抑えめにして、体が温まり、少しペースを上げても問題なさそうであれば、徐々にペースを上げるようにしていきます。

たとえばウォーキングにしても、息が切れるように感じたら、スピードを落として腕の振りを小さくするだけで、息切れや動悸はおさまってきます。この息切れしないくらいが適切な運動強度です。これでも息切れを感じるようなら、医師に相談してください。少なくとも心電図と胸部エックス線くらいの検査を受け、運動をしてよい状態かどうかを確認するメディカルチェックが必要です。無理に頑張ってはいけません。

②運動の時間帯

朝早起きして運動するのは、健康的なイメージがあるようです。しかし、早朝空腹時の運動には注意を要します。

寝ているときには自律神経の副交感神経系が優位に働いていて、脈は比較的ゆっくりです。これが、朝、目が覚めるころには反対に交感神経優位になって、血圧が上がり脈拍が速くなります。朝起きてすぐに急に心拍数が増える運動をすると、血圧が急上昇し、不整脈も起きやすいので、注意が必要です。特に高血圧のある人は、この時間帯の運動は避けてください。

インスリン分泌が少ない糖尿病の人では、空腹時に運動すると、逆に血糖値を上げてしまいます。また、インスリン分泌を促進するスルホニル尿素薬やインスリン製剤を使っている場合は、低血糖を起こしやすくなります。

一方、食事直後には内臓が血液を必要としています。運動をして筋肉のほうへ血液をとられてしまうと、内臓への血液循環が減少するため、よくありません。

一般には、空腹時に有酸素運動をすれば体脂肪を早く使いはじめると考えられますが、いわば飢餓の状態での代謝ですから、筋肉のたんぱく質もアミノ酸に分解されて、エネルギーに動員されてしまいます。生活習慣病予防のための運動には適しません。中高年は特に注意が必要です。どうしても、朝のすがすがしい気分のもとで運動をしたいという人は、散歩にとどめるべきでしょう。

では、一日のいつ運動すればよいか。

心臓から送り出される血液は、体の状況に応じて各器官に配分されるしくみがあります。運動時には、体を動かす筋肉（骨格筋）が必要とする酸素と栄養をまかなうために、体内を循環する血液の多くが骨格筋に回り、消化器や腎臓などへの血流量が減少します。激しい運動をしているときには、骨格筋の血流量が心臓の拍出量全体の80%にものぼることがあります。

臓器への血流量から考えれば、食事の直後には消化器系の循環血液量が増加するので、この時間帯の運動は避けるべきです。一般に、食後1～2時間くらいの時間帯が運動に向く時間帯と考えればよいでしょう。特に糖尿病の運動療法は、この時間帯に行うと血糖値降下が期待できます。

③運動の継続時間

次は、どのくらいの時間、運動を続ければよいかです。

糖尿病のある人では、30分間までが目安です。食後1時間を経過したころは血液中のインスリン量も多く、15分ほどの運動でもエネルギー源の糖質がよく使われ、血糖値も低下します。30分以上続けると、逆に血糖値が上がってきます。ただし、運動習慣のある人はこの限りではありません。

理想をいうなら、朝・昼・晩の食後1時間経過後に15分でも有酸素運動を行えば、かなりの効果が期待できます。食後1～2時間に15～30分間運動をすれば、1日1回でも効果が出てきます。肥満の改善が目的の場合は、一度に30分以上続けてもよいでしょう。

運動の効果は減量ばかりではない

運動はやせるためにするものと思っていませんか？

たしかに、やせるためには運動が必要ですが、運動だけで減量しようというのは無理があります。体重1gを運動で減らすには、7kcalを消費する必要があります。1kgの体重を減らすには7000kcalを消費しなければなりません。たとえば体重60kgの人が早歩きを20分行うと、約83kcalのエネルギーを消費します。これを1日1回行うことで7000kcalを消費しようとすれば、単純計算で84日、3か月近くかかることになります。5kg減らすのであれば、その5倍です。

効率的に減量するには、食事療法をあわせて行う必要があります。

運動を続けていくことで、基礎代謝が上がって、食事療法の効果も出やすくなります。そして体脂肪のなかでも、さまざまな生活習慣病につながりやすい内臓脂肪から先に利用されます。

何より、糖尿病のページでお話ししたように、インスリン抵抗性（インスリンの働きが悪い状態）を改善して、脳卒中の危険因子となる生活習慣病の改善に効果があります。

運動は、こうした総合的な効果で脳卒中の予防に役立つものなのです。

たばこは脳卒中のリスクも高める

喫煙者はたばこの害を自覚しよう

　喫煙が原因となる病気というと、まず肺がんを考えるでしょう。しかし、たばこが招くのはがんばかりではありません。肺では、ほかにも慢性閉塞性肺疾患（ＣＯＰＤ）で酸素ボンベを持ち歩く生活になる危険もあります。心臓では、狭心症や心筋梗塞を起こしやすくなります。心臓が悪くなると腎臓にも影響し、慢性腎臓病を発症させるおそれもあります。

　喫煙は、慢性的に活性酸素を増加させて血管内皮細胞を傷つけ、しかも血管を収縮させて血流を低下させることで、臓器の働きを低下させてしまいます。脳の血管障害のなかでも微小な梗塞がたくさん重なった「多発性脳梗塞」は、特に喫煙が大きな原因となって起こると考えられています。

たばこやその煙の中には3000～4000種類の化学物質が含まれているといわれます。血管収縮作用があり、依存性薬物、中枢神経興奮・抑制剤であるニコチン、多くの発がん物質を含んでいるタール、そして酸素の250倍の強さでヘモグロビンに結合して、酸素を運べないヘモグロビンに変えてしまう一酸化炭素などが、特に問題です。

喫煙者は慢性的な酸素不足であり、ニコチンが血管を収縮させて末梢《まっしょう》循環が悪くなるとともに血圧を上昇させます。血管内皮細胞も機能低下を起こし、血液を固まりやすくします。いっぽうで血液中のLDLコレステロールを増やし、HDLコレステロールを減らすため、動脈硬化が進みやすくなります。高血圧、脂質異常症、糖尿病などに加えて喫煙の習慣があれば、動脈硬化による病気のリスクも高くなります。脳卒中を防ぐには、喫煙者はとにかく禁煙することが大切です。

やめたいけれど、やめられない？

たばこを吸っている人は、心のどこかではやめたいと考えてはいますが、なかなかやめられません。血中のニコチンの半減期は約30分で、濃度が下がってくると怒りっぽくなる、いらいらするなどの禁断症状が出てきます。でも、たばこを吸うと6〜7秒後には脳にニコチンが到達して、禁断症状がおさまります。少しホッとしてくるこの感じがたまらないのでしょう。

最近は、喫煙場所以外は禁煙という職場も増えていますが、たばこを吸いにちょこちょこ喫煙場所に行く人と喫煙していない人とでは仕事の能率に違いがあることを喫煙者は自覚すべきだと思います。

そのうえ、たばこ1日1箱300円として、1年間で300円×365日＝10万9500円。40年間たばこを吸い続けると10万9500円×40年＝438万円の無駄遣いとなります。これに医療費が加算されるのです。この費用は老後のために蓄えておきたいものです。

私の禁煙指導

ここで、私がよく指導している禁煙のしかたを紹介しておきましょう。

睡眠時間7時間とすれば、起床時には少なくとも7時間のニコチン切れを経験しています。このときまず一服したら、禁煙できません。会社に出勤するまでは1本も吸わないと決めると、たいていの人は8時間以上のニコチン切れを経験することになります。出勤して1本目、午前の小休憩で2本目、昼食後3本目、午後の小休憩で4本目、退社時に5本目、帰宅してお疲れさまで6本目です。ただし家では、家族の前では吸わないこと。換気扇のそばもよくないので、ベランダでどうぞ。風呂に入って食事をして7本目、寝る前の一服で8本目。アルコールが入ってなければ喫煙に対して抑制ができるので、飲酒しない人は最後の1本を我慢して寝ましょう。

まずは1週間これにチャレンジして、2週目から勤務時間内の午前と午後の小休憩では我慢して吸わないことにします。これをまた1週間続けると、しだいにニコチン依存が取れてくる感じがするでしょう。しかし、これからが大事なところです。次は、習慣的な喫煙場所に行かないようにするのです。口ざみしくなったら、水を飲んだり、氷をかじったりして、気をまぎらわすとよいでしょう。

お酒も大量に飲めば脳卒中を増やす

〝百薬の長〟も飲みすぎれば危険因子

お酒は、飲んだ量によって影響が違います。飲酒にはリラックス効果もあり、少量の飲酒にはメリットもあるといわれますが、大量の飲酒は脳卒中の危険因子のひとつとされています。特に脳出血やくも膜下出血などの出血性脳卒中は、飲酒量が増えるほど発症率が高くなります。

長年にわたって飲酒を続けていれば血圧を上げる原因になります。大量に飲めば、高血圧に加えて、脳卒中やアルコール性心筋症を起こす原因にもなります。高血圧の人は節酒が生活習慣改善のポイントのひとつです。飲酒はインスリン抵抗性を引き起こし、糖尿病はもちろん、脂質異常症にも悪影響をおよぼします。

飲酒している人は、中性脂肪が高くなりやすいことがよく知られています。肝臓に脂肪がたくさんたまる脂肪肝も、飲酒している人に多く見られます。

〝酒は百薬の長〟などともいわれますが、それは、あくまで適量の範囲でのことです。脳卒中の予防のためには、大量の飲酒は避けるべきです。

脳卒中のリスクを高めないお酒の楽しみ方

では、どのようなお酒の飲み方をすればよいでしょう。

「アルコールはほどほどにしてください」と医師からいわれると、患者さんのなかには自分が日ごろ飲んでいる量を〝ほどほど〟と考える人がいます。特に、お酒の好きな人には、そういう人が多いようです。もしかすると、いつも飲んでいる量の半分ほどが〝ほどほど〟だったりするかもしれません。

高血圧の治療ガイドラインでは、飲酒量の目安として、男性の場合、1日に日本酒なら1合、ビールなら中びん1本、焼酎なら2分の1合弱、ウイスキーやブランデーならダブル1杯、ワインなら2杯弱以下という目安を示しています。女性の場合は、その3分の2程度の量です。血圧を上げない飲酒量の目安として参考にしてください。そして、晩酌する人も、週に2回は禁酒日をもつようにしましょう。遺伝的にアルコールを代謝する酵素の働きが弱い体質の人では、飲酒による害が大きいといわれるので、適量も人によって違います。

糖尿病のある人は、お酒の種類として、ビール、日本酒、ワインなどの醸造酒は、一般に糖質が含まれているので避けるべきでしょう。とはいえ、焼酎、ウイスキー、ブランデーなどの蒸留酒ならいくら飲んでもよいというものでもありません。飲む場合も、週に数回たしなむ程度と考えてください。また、ストレス解消のための飲酒は、飲みすぎにつながりやすいので避けるべきです。職場の仲間とのつきあいの「お疲れさま飲酒」も、週に1回くらいにとどめましょう。

これまで適量を超えるお酒を飲んでいた人は、節酒するだけで高血圧や糖尿病、脂質異常症などが改善する可能性があります。少量の飲酒なら、むしろ動脈硬化の予防に役立つこともあります。健康によい範囲で飲んでください。

最近、私がお勧めしているのは、お酒がつくられた土地を調べたりして、その雰囲気を想像してみるなど、ただ飲むだけでない楽しみ方を見つけることです。

コラム　尿酸値の高い人はビールを避ければよい？

お酒をたくさん飲む人には、尿酸値が高い人もよくいます。高尿酸血症・痛風の人にはプリン体を多く含む食品がよくない、特にビールがいけないといわれてきました。では、ほかのものならよいのでしょうか？

たしかにプリン体は尿酸のもとになる物質で、プリン体をたくさんとれば尿酸値が上がる一因になります。しかし、尿酸のもとになるプリン体のうち、食品から取り入れられているのは一部だけで、ほとんどが体内でつくられているのです。たくさん食べれば、体内でつくられるプリン体も増えます。プリン体の多い食品だけ避ければ安心というわけにはいきません。

しかも、アルコールそのものが尿酸を増やすので、プリン体の多いビールに限らず、どのお酒でもたくさん飲めば尿酸値が上がります。尿酸値が高い人はなるべく飲酒を控え、飲む場合も、週に3日以上の禁酒日をもちましょう。お酒を飲むとつい食べすぎてしまうので、酒のさかなのカロリーにも注意してください。

気をつけたい心身のストレス

ストレスは血管にとってもつらい

人間関係、仕事の質や量、家庭環境……、ストレスの種は尽きることがありません。それが発散されずに潜在化すると、慢性的に精神疲労が蓄積してきます。日々の暮らしに充実感のないときにストレスが加わると、なおさらやっかいです。寝る前に考え事をして眠れなくなることもあるでしょう。お酒やたばこの量が増えたり、ストレスによる動悸や胃腸症状が現れたりする人もいます。

生活を変えようと思えればよいのですが、自分ではどうにもならない気になると、先の光も見えません。気分が落ち込み、うつ状態になってしまう人も見られます。何事にも集中できないで、記憶力が落ちたように感じられたら要注意です。睡眠障害も重症になっているのではないでしょうか。

また、往復の通勤時間が3時間を超え、ゆっくり食事をとる時間もなく、家族との会話も少なくなっている。そこへ残業が加わって、夕食は夜食のような時間になり、食べてすぐ寝る生活……こんな過重労働も、明らかなストレス状態です。

精神的なストレスや過重労働などは、アドレナリンというホルモンの分泌を増やします。アドレナリンには、血圧や血糖値を上昇させる作用があります。慢性的なストレスでは、持続的な高血圧状態になります。脂肪組織では中性脂肪が分解されて、血液中に遊離脂肪酸が増加してくるので、インスリン抵抗性を引き起こす原因にもなります。糖尿病や脂質異常症などが現れ、動脈硬化につながりやすい状態です。

さらに、ストレスは、心原性脳塞栓症の原因となる「心房細動」の引き金になるともいわれています。

ストレスは心の問題ばかりではありません。寒さなどの身体的なストレスも血圧を上げる要因になり、一般に、冬には血圧が高くなります。特に高血圧がある人は、暖房、防寒に気をつけ、急な温度変化を避けるようにしましょう。

また、便秘があると、排便時に強くいきむことが血圧を上昇させます。脳卒中の引き金にもなりかねないので、食物繊維を十分にとるなど、便秘予防に努めることも大切です。高血圧の人が頑固な便秘に悩んでいる場合は、薬を使ったほうがよい場合もあるので、医師に相談してください。

最も効果的なストレス解消法は睡眠

心身のストレス解消のために、最も効果があるのは十分な睡眠です。

深い眠りに入ったときに分泌される成長ホルモンは、細胞の新陳代謝を促し、体の疲労回復も助けてくれます。睡眠障害が続いている人は、我慢していると、血圧を上げるホルモンや血糖値を上げるホルモンが出て、高血圧や糖尿病も悪化してしまいます。

そうはいっても、頑張れば眠れるというものでもありません。

睡眠の状況によっては、医師の指導のもとに睡眠薬をのんだほうがよいこともあります。睡眠薬というと怖い薬かのように思う人がいるかもしれませんが、今の睡眠薬は正しく使えば安全です。寝つきが悪いなら短時間作用型の睡眠導入剤、夜中に目が覚めて眠れなくなるなら中間作用型、全体を通じて熟睡できないなら長時間作用型などと、睡眠障害のタイプによって使い分けます。

ちなみに、アルコールによる睡眠は脳の疲労回復にはなりません。睡眠薬代わりの寝酒は量が増えやすく、眠りが浅くなって、かえって不眠のもとです。

睡眠障害を改善するための12か条

1	睡眠時間は人それぞれ、日中の眠気で困らなければ十分
2	刺激物を避け、寝る前には自分なりのリラックス法
3	眠たくなってから床につく、就床時刻にこだわりすぎない
4	同じ時刻に毎日起床
5	光の利用でよい睡眠
6	規則正しい三度の食事、規則的な運動習慣
7	昼寝をするなら、15時前の20〜30分
8	眠りが浅いときは、むしろ積極的に遅寝・早起きに
9	睡眠中の激しいいびき・呼吸停止や足のぴくつき・むずむず感は要注意
10	十分眠っても日中の眠気が強いときは専門医に
11	睡眠薬代わりの寝酒は不眠のもと
12	睡眠薬は医師の指示で正しく使えば安全

(資料:厚生労働省　精神・神経疾患研究委託費　睡眠障害の診断・治療ガイドライン作成とその実証的研究班、平成13年度研究報告書)

避けられないストレスはため込まずに発散しよう

自分で避けきれないストレスは、上手に発散することを考えましょう。

実際、ストレスがたまっていると、つい食べることで発散してしまいがちです。休日には、家でゴロゴロしていて何となく運動もしないで過ごしてしまう。何かやろうとしても、なかなかその気になれない。こういう人は、慢性的な精神疲労がたまっているのかもしれません。会社で仕事に追われている人は、せめて休日くらい自分の時間を過ごしたいものです。

ストレスをためないためには、何か趣味をもって、休日には充実感のある方法でストレスを発散することをお勧めします。適度な運動は、気分を爽快にするばかりではなく、インスリン抵抗性の改善にも役立ちます。

コラム　睡眠薬を使うときはここに注意

睡眠薬を使うときは、効果の現れる時間、効果の継続する時間をきちんと理解しておくことが大切です。不眠のときに使うのは、無理やり眠らせるような薬ではないので、薬をのんでも、起きていようとすれば起きていることができます。しかし、睡眠薬が効いている時間に寝ないでいると、副作用で記憶が抜け落ちることがあります。薬をのんだのを忘れて、またのんでしまうなどということも起こります。お酒が入っていると、特に起こりやすいので、注意が必要です。

そういう副作用を出さないためには、睡眠薬は一定の時刻に服用し、薬の効果が出る前に床につくようにします。アルコールと併用すると薬の効果が増強するので、寝る前の飲酒はやめましょう。

翌朝、起きたあとに頭がぼんやりしたり、記憶が抜けたりするようなら、薬の作用が長く続きすぎているのかもしれません。薬の量や種類の見直しが必要なので、医師に相談してください。

水分は不足してもとりすぎてもいけない

脱水状態になれば脳梗塞の誘因になる

適度な水分摂取は、脳卒中の予防のためにも大切なことです。

ここで、私たちの体の水分の出入りを見てみましょう。

日本人の1日のおおよその水分摂取量は、飲料水として1200ml、食べ物で1000ml、これに体内で生じる代謝水（栄養素が体内で燃焼した結果つくられる水）300mlを加えて、合計2500mlほどになります。いっぽう、1日の排泄《はいせつ》量は、尿で1500ml、汗をはじめ皮膚や気道から失われる水分が900ml、便として排泄される水分量が100mlで、合計2500mlほどと、摂取量と排泄量はバランスがとれています。

暑かったり運動したりして汗をかいたときや、下痢やおう吐などで水分の排泄量が増えたときなどには、水分を補給しないと脱水状態になってしまいます。血液が濃くなり、全身の血液循環も低下して、非常に危険です。

血液が濃縮されて血管壁の内側をおおう血管内皮細胞より濃い状況になると、血管内皮細胞から血液中に水分が移動して、今度は細胞内が脱水状態になります。すると血管内皮細胞の機能も低下して、血液の流れをよくする物質も出にくくなり、濃くなった血液は血栓をつくりやすくなります。

もともと動脈硬化があったり、糖尿病で血液の粘度が高いような人では、脳梗塞の誘因にもなりかねません。実際、脳梗塞は、血圧が下がるはずの夏場にけっこう多く起こっているのです。

体の水分が失われやすいときは、こまめに水分を補給して、脱水を防ぐことが大切です。下痢、おう吐、発熱による脱水であれば、電解質と水分の入ったもの（スポーツドリンクなど）で補充します。ただし、スポーツドリンクには糖分が入っているものが多いので、糖尿病などがある人は注意が必要です。水やお茶など電解質の入っていないものは、体液バランスが崩れて、多量に補給する場合は逆に水中毒になることがあります。私は、クエン酸と塩分を含む梅干しと水を同時にとることを、よく勧めています。

水分のとりすぎは血圧を上げる原因にもなる

水を毎日2000ml飲むと血液がサラサラになるという話があります。これを信じて、脳卒中にならないためにと、せっせと水を飲んでいる人がいます。本当なのでしょうか？

たしかに、脱水状態は脳梗塞を起こしやすくします。ならば水をたくさん飲むほど血液がサラサラになるかといえば、そう単純にはいかないのです。水を飲みすぎれば、通常は尿の量を増やして調節し、トイレが近くなります。しかも、それだけとは限りません。

血液中に水分が多くなると、循環血液量（体を循環している血液量）が増加して血圧が上がります。また、血液が薄まると、接している血管内皮細胞内の水分との平衡を保つために、内皮細胞内に余計な水分が入り込み、細胞がふくれてきます。そうなると、血管内皮細胞の機能も低下して、血液の流れが悪くなります。さらには、水分は血管外へと漏れ出して、浮腫（むくみ）が生じてきます。塩分も多くとっていると、体は水分をためやすいため、いっそうむくみやすくなります。

塩分と水分のとりすぎは心肥大を悪くさせる原因にもなります。脱水状態でもない限り、多量の水分をとるのは、脳卒中を減らすどころか、むしろ害になります。特に高血圧のある人は慎んでください。実際、高齢者で高血圧の治療をしているにもかかわらず、テレビの健康番組で紹介された1日に2000mlの水分摂取を実行して心不全になり、息切れやむくみを訴える患者さんが増えています。

水分補給もほどほどが大切です。

医者を選んで命の危機管理を

結果が伴わない治療は見直しが必要

生活習慣病の予防は、食事や運動などの日常の生活習慣の改善が基本です。ただ、それがなかなか十分に行えない人、食事や運動の指導を守っていても十分な結果が出ない場合には、治療が必要となります。

たとえば、糖尿病ですでにインスリン分泌が低下している人は、食事療法や運動療法だけではそう血糖値が下がってきません。患者さんは「もう限界」と思っているのに、医師や栄養士から食事療法・運動療法のさらなる強化を迫られて、うつ状態などという人もいます。一日じゅう食事と運動のことが頭を離れなくなり、いずれは網膜症で失明か、腎症で透析か、足の切断かと心配ばかりしていたら、気持ちが暗くなるのも無理はありません。

こんな場合は、インスリン分泌を促す薬を加えれば、食事療法や運動療法も効果があがるようになり、血糖コントロールも改善するでしょう。がんばっても結果が伴わないときには、治療を見直すことも必要です。血中インスリン濃度を調べたことがないままに、食事療法や運動療法の効果が出ないと悩んでいる患者さんは、がんばりが足りないせいとはかぎりません。

治療を受けていても検査結果が思うように改善されなければ、ほかの医師の意見を求める「セカンドオピニオン」も考えるべきではないでしょうか。

本当に科学的根拠のある治療とは

健康診断などで「血圧が高い」「血糖値が高い」「LDLコレステロールが高い」などといわれても、あまり怖い気がしないかもしれません。しかし、高血圧、糖尿病、脂質異常症といった生活習慣病は、脳卒中や心筋梗塞を起こす病気です。

ただ血液検査をして、血圧を測定して、薬を出す。これは〝第六感〟に頼る診療です。血中インスリン値も測定しない糖尿病治療は、科学的根拠に基づいた医療とはいえません。現代の予防医学の観点からいえば、お粗末だと思います。

患者さん側も、「近所だから」「あまり待つこともなく空いているから」「薬だけもらえるから」では、自分が将来、脳卒中や心筋梗塞を起こすかもしれないのに、危機感が足りないのではないでしょうか。安易な投薬だけの治療は、患者さん側も避けるべきだと思います。

画像診断（この場合は血管の動脈硬化の程度を診断）をすれば、脳梗塞、くも膜下出血、心筋梗塞などを発症する前に、血管への治療をして、発症予防ができる時代になっているのです。しかし、実際には、生活習慣病の患者さんに画像診断を行い、血管内病変を早期に見つけて、予防的治療を行っている医師は少ないのが現状です。私は、このような医療は問題であると考えます。患者さんも命の危機管理と考えて医者を選ぶべきではないでしょうか。

画像診断によって一人ひとりのリスクを把握

科学的根拠（エビデンス）に基づく医療には、どの程度の効果が期待できそうかといった統計上の確率も大切です。しかし実際の患者さんは生活環境、遺伝素因と、個々に事情が違います。画像診断を加えれば、より個々の患者さんの病態に応じた治療ができます。動脈硬化の診断をし、その人のプラークが安定した状態なのか、今にも破れそうな状態なのかを見きわめることで、内科的な治療でよいのか、外科的な治療を行うほうがよいのかの判断もできるのです。内科的治療を行う場合にも、画像診断はより有効な薬を選択したり、その効果を確認する助けになります。

脳卒中を予防するには、こうした画像診断に基づくオーダーメイド治療が望まれます。頸動脈エコーは、そのための重要な検査と考えます。

脳卒中で倒れた父を見て、その予防を志して以来40年。日常診療のなかで頸動脈エコーを20年使ってきた経験から、生活習慣病から起こる脳卒中は予知と予防ができるという考えに至りました。生活習慣病をもつ人は、ぜひ現代の予防医学を生かして、脳卒中を未然に防いでいただきたいと思います。

あとがき

父の死を期に、脳卒中の予知と予防を目指して40年にわたり、神奈川県平塚の地で診療を行ってきました。この間に、3000人余りの患者さんのデータが蓄積され、私なりの脳卒中を予知する方法、効果的な予防方法を見いだすことができました。

本書は、私が日々の診療で行っていることをもとに、世の中から脳卒中を少しでも減らすことができればと2年がかりでまとめたものです。

脳血管疾患の場合、症状が出てから手を打っても取り返しのつかないことがあります。脳卒中の予知と予防においては、日常の診療においてさまざまな角度からリスクを検討し、少しでも不安要素が見つかれば先手を打って進めていくことが大切です。しかし、現在多くの診療の現場において、脳卒中の予知と予防のために画像診断を行っているところは少ないのが実情です。

脳卒中を予防するには、その危険因子となる高血圧、糖尿病、脂質異常症などの生活習慣病を、それぞれのガイドラインとエビデンス（根拠）に基づいて診断し、頸動脈エコーなどの画像診断を加えて患者さん個人の病態をしっかり把握する必要があります。そして、その人に合ったオーダーメイドの治療をしていくことが大切です。

脳卒中を招く動脈硬化は、血液の流れ、血液の性状、血管壁の弾力性、心臓からの血液拍出量などが関与しています。頸動脈エコーは、これらがよい状態にあるのか、あるいは危険な状態にあるのかを私たちに教えてくれます。脳卒中の危険因子を抱えている方は、一度頸動脈エコー検査を受けてみてください。自分のリスクを知って、ぜひ脳卒中を未然に防いでいただきたいと思います。

本書の執筆にあたっては、東海大学の山下泰裕教授の応援が大きな力となりました。また、当クリニックの臨床検査技師の須山由紀子さん、放射線技師の椛沢等さんの協力がなければ、この本はできませんでした。皆さんに心から御礼を申し上げます。

２０１１年６月　倉田達明

装丁／土岐浩一（ZUGA）
イラスト／松沢ゆきこ
本文デザイン・DTP／美創
編集協力／径ワークス

著者プロフィール

倉田 達明(くらた・たつあき)

昭和19年神奈川県平塚市生まれ。昭和43年東京慈恵会医科大学卒業。同大学附属病院第一外科入局、昭和53年より同大学附属第三病院外科医長、昭和58年退職。同年より医療法人社団倉田クリニック院長。神奈川県医師会産業医部会幹事、平塚地域産業保健センター運営協議会委員、平塚市医師会産業保健委員会委員長、神奈川労働局労災防止指導員を歴任。平成16年より神奈川産業保健推進センター相談員。

クリニックでの診療のかたわら、糖尿病をはじめとする生活習慣病や過重労働対策に関する講演、小中規模事業所の産業医活動を行っている。

医学博士。日本臨床内科医会専門医、日本体育協会公認スポーツドクター、日本医師会認定産業医、労働衛生コンサルタント。

GENTOSHA

脳卒中は99%予知できる
2011年6月25日 第1刷発行

著 者 倉田達明
発行者 見城 徹
編集人 福島広司

発行所 株式会社 幻冬舎
〒151-0051 東京都渋谷区千駄ヶ谷4-9-7

電話:03(5411)6211(編集)
03(5411)6222(営業)
振替:00120-8-767643
印刷・製本所:中央精版印刷株式会社

検印廃止

ISBN978-4-344-02008-5 C0095
幻冬舎ホームページアドレス http://www.gentosha.co.jp/

この本に関するご意見・ご感想をメールでお寄せいただく場合は、
comment@gentosha.co.jpまで。